I0775117

EMBARAZO ESPIRITUAL

Los secretos de la concepción sagrada, la gestación y el parto consciente, la crianza y la educación alternativa, desde una óptica profunda

Por
Zeraus Tador

Título: Embarazo espiritual
Autor: Zeraus Tador
Copyright © Zeraus Tador
Mail: zeraustador@gmail.com

Diseño portada y maquetación: Acuarius
Diseño de gráficos interiores: Acuarius
Derechos de las imágenes del autor.
All rights reserved. 1ª Edición noviembre de 2023
ISBN: 9798869997296
Sello: Independently published

ÍNDICE

PRÓLOGO DE LA SEGUNDA EDICIÓN

Presentamos de nuevo este libro, tras varios años agotado, por petición del público. Para ello, en vez de editarlo tal cual estaba, como una reimpresión, hemos procedido a realizar una edición nueva.

Lo primero, le hemos puesto el título que un principio iba a tener originalmente, el cual es directo y claro, de cara a presentar el tema tratado.

De igual modo, la portada, mucho más vistosa, muestra un diseño que expresa el deseo implícito de esta obra y de su autor.

Se le ha añadido un capítulo nuevo, dedicado a la reencarnación. Este es fruto de la cantidad de consultas que muchas de las personas que disfrutaron de la anterior edición hicieron vía mail. Al ser tantas, se consideró adecuado el redactar este capítulo. Fruto de estas consultas, también se han engrosado y matizado otras partes de libro.

Algunos ejercicios arquetípicos se han modificado a una fórmula mucho más profunda, sin que perdieran sencillez en la ejecución.

La sección de bibliografía, lógicamente, ha crecido con nuevos títulos, así como otros se han quitado, pues ya no están en el mercado.

Luego, hemos corregido algunos giros, favoreciendo así las explicaciones y otros elementos del texto.

No obstante, a pesar de los cambios y mejoras, la esencia del libro sigue intacta, solo que ahora se muestra más evolucionada y madura.

Por todo lo cual, esperamos que esta obra se disfrute y aproveche tanto, al menos, como en el caso anterior.

Los editores.

PRÓLOGO DE LA PRIMERA EDICIÓN

Este libro está escrito para las personas que creen y saben que el ser humano es mucho más que una simple masa de carne, huesos y sangre. Para los que saben y sienten que tenemos un origen divino, que traemos una serie de valores y un propósito a este mundo, y para los que siguen el sendero de la tradición perenne de espiritualidad profunda, la cual no ha dejado de emitir su sabiduría cada vez que la humanidad lo ha requerido. Y siguiendo ese camino han decidido traer al mundo un nuevo ser, un espíritu evolucionado que encarnará, y desean darle lo mejor para que su entrada en nuestro mundo físico se produzca de la mejor manera. Que no pierda eso sagrado que trae y a la vez aprenda y experimente lo que nuestro plano físico le proporciona al espíritu, experiencia que con el tiempo ha de transmutarse en sabiduría.

También encontrarán los lectores una recolección de muchos años de lo que diferentes tradiciones espirituales, en especial las de Occidente, nos han dejado al respecto de la concepción, el embarazo, el alumbramiento y la educación. No pretende ser un punto y final a este respecto, sino más bien un punto de partida, y la lectora o el lector debe coger lo que más le convenga, no se trata de creer sino de comprender. Recordar que el cómo y cuándo se produzca la concepción, es el paso más importante en el proceso de la vida, lo demás es colaborar en que las cosas marchen lo mejor posible y no se tuerzan. Es por ello que daremos claves concretas a este respecto.

En la actualidad se ha establecido la idea de que el embarazo sólo se produce como consecuencia de una casualidad, una noche de locura, pasión... y pocas personas se plantean la posibilidad de que se pueda concebir a conciencia. Quizá la falta de una visión más sublime de la sexualidad contribuye a la falta de conciencia de este hecho, perpetuándose la idea de que el sexo no es más una mera diversión, un juego y, en el mejor de los casos, inclinándose hacia el romanticismo y el erotismo; en el peor a la violencia y la perversión. Desde luego los modelos creados por el cine, la televisión e internet han contribuido a perpetuar estas ideas, y cuando se plantea el sexo de alguna otra manera se ve siempre como una moralina. Sin embargo, cada vez más personas se interesan por el tantrismo o por la sexualidad taoísta, pero aun no ha llegado la enseñanza en el ámbito de la concepción bajo el prisma de estas disciplinas. Esperamos que este libro ayude en ese sentido.

Este trabajo está también dedicado a la diosa que existe en cada mujer, ya que en cada una yace una divinidad. Esta a su vez contiene diferentes aspectos, como la heroína, la madre, la esposa, la fecundadora... A lo largo de la historia se le ha dado forma a través de infinitud de divinidades. De hecho las primeras representaciones divinas fueron de carácter femenino, expresando el poder fecundador y el protector.

En Occidente existía desde tiempo inmemorial el culto a la diosa. Al llegar el cristianismo desplazó este culto hacia la adoración de una deidad masculina. Mas el inconsciente colectivo demandaba los arquetipos femeninos, extrapolando las viejas diosas a la figura de la Virgen Maria, la cual expresa varios arquetipos a su vez, como el maternal, el protector, el de consejera... Luego hubieron de adjuntársele varias santas como, por ejemplo, santa Juana de Arco (La Guerrera) o santa Hildegarda (Sabia), adquiriendo otros aspectos que a Maria no se le atribuyeron.

Según la ciencia esotérica, el hecho de que las primeras representaciones divinas fueran de mujer se debe a que lo femenino representa la parte física de la creación, y es por esto que a Ella se le daba forma, pero se adoraba a la divinidad como un principio que englobaba los principios masculinos y femeninos, no se practicaba un culto feminista o machista.

Incluso esta misma Ciencia Oculta nos habla que el humano fue en un tiempo remoto andrógino (que contiene los dos sexos en uno) hasta que los seres superiores lo dividieron creando los sexos. Esa leyenda la encontramos en el Génesis de la Biblia, cuando a Adán se le separó un costado y apareció Eva, y no una costilla como dice en algunas traducciones cristianas de la Biblia. Este mismo mito de la división de sexos aparece en casi todas las religiones y tradiciones del globo.

Dicho principio femenino espiritual estaba relacionado también con la iniciación en los misterios. Kali en la India; Isis en Egipto y luego en el mundo grecolatino; Cibeles en el Mediterráneo Oriental y luego también en Grecia y Roma; la Virgen Negra entre los Templarios... Pero coincidiendo con el comienzo del patriarcado, hace miles de años, el culto a lo femenino fue menguando por la idea de un dios masculino, y de manera paralela, los misterios que habían estado en relación simbiótica con la parte más externa de las religiones, se fueron separando a tal punto del conocimiento esotérico que este fue relegándose a unos pocos iniciados, y las religiones convirtiéndose en mero folclore tradicional.

En los tiempos modernos deberemos volver a ver el doble aspecto de la divinidad masculino-femenina, pero en nuestro interior. De hecho, en cierta manera, vemos que la mujer va tomando el lugar que le corresponde en los campos de la vida que le fueron negados; en parte este proceso se debe al despertar de la diosa que cada mujer lleva dentro.

Por otro lado, cuando en este libro se haga referencia a la sabiduría hermética, será sinónimo de ocultismo, esoterismo o ciencia iniciática. Aquello que a lo largo de los siglos se ha ido enseñando y transmitiendo en círculos cerrados y que en los tiempos modernos se ha empezado a divulgar al gran público. Una enseñanza espiritual enfocada a trabajar los aspectos más profundos del ser.

Hay que indicar que el libro puede ser leído de principio a fin o ir directamente a los temas de interés. Por supuesto, recomendamos que se lea todo, en especial a partir del segundo capítulo, pero también apelamos a la libertad y conciencia del lector para que encuentre en esta obra lo que necesite.

De igual forma, expondremos los puntos fundamentales en relación a la paternidad y la maternidad según la tradición esotérica, pero también los últimos descubrimientos en el mundo de la ciencia que corroboran este saber ancestral.

Lo que quiere el sabio lo busca en sí mismo; el vulgo lo busca en los demás.

Confucio

CAPÍTULO 1

Un poco de historia

En este primer capítulo vamos a exponer la historia relacionada con los temas del libro. Sólo pretende ser un apunte o aporte y si no interesa a la lectora o lector no es fundamental que lo lea. Quizá a lo largo del libro sí desee conocer el origen de estas enseñanzas y eso le haga regresar hasta aquí.

Desde hace unas décadas algunos profesionales de la medicina y la psicología como A. Tomatis o Thomas Verny, empezaron a preocuparse por la posible influencia de la madre embarazada sobre el ser que se estaba gestando. Comenzaron por recoger casos a través de las experiencias de sus compañeros de profesión a lo largo de sus carreras. Luego fueron ellos mismos los que investigaron con sus pacientes, llegando a conclusiones sorprendentes, como que el estado emocional de la madre influye plenamente en el feto y que el desarrollo psicológico del ser humano comienza en el vientre materno y no desde el parto, como se venía pensando. A partir de aquí, y tras mucho trabajo con gestantes, algunos de estos científicos desarrollaron cursos, métodos y programas para que en cada semana de preñez se influenciara positivamente en el nuevo ser, teniendo en cuenta, por ejemplo, la música, ya que esta (Barroca, étnica, *New Age...*) transmitía una gran serenidad a la madre, serenidad con la que el feto se veía beneficiado. Otro método recomendado era la relajación conciente para controlar su sistema nervioso y, por ende, el del ser por nacer, siendo una base para sentir plenamente la vida que lleva dentro, nutriéndolo no sólo en lo físico sino en lo emocional y psicológico.

Fueron muchos los casos en los que se pudo apreciar el beneficio de haber hecho estas prácticas, obteniendo resultados como niños más serenos, conscientes y atentos a lo largo de su posterior crecimiento. Estas técnicas no buscaban el desarrollo de niños superdotados, fuertes, guapos o cosas superfluas, sino valores humanos. Qué duda cabe que todo esto no serviría para mucho sin una posterior paternidad y educación adecuada.

Por otro lado, y como indicábamos en el prólogo, el conocimiento esotérico ha subsistido desde la noche de los tiempos dentro de grupos ocultos, también llamados Escuelas Esotéricas o Iniciáticas, cuyo fin era mantener tal saber resguardado de las miradas inquisitivas e ignorantes y transmitirlo gradualmente a los que estaban preparados para asimilarlo. Tales grupos han tenido deferentes nombres a lo largo de los siglos; Magos en Mesopotamia, Hermetistas en el antiguo Egipto, Gnósticos en los primeros cristianos, Cátaros en la Edad Media, Alquimistas, Rosacruces, Masones, Hilanderas... Estos estaban compuestos por hombres y mujeres evolucionados. Los conocimientos en torno al sexo eran los más secretos, y entre las enseñanzas de los grupos femeninos estaba el de la concepción sagrada, así como el de la influencia durante el embarazo, con el fin de que evolucionaran no sólo psicológicamente, sino en lo espiritual.

El conocimiento esotérico en los tiempos modernos

A partir de finales del s. XIX el conocimiento esotérico empezó a divulgarse. La primera organización que hizo pública gran parte de esta sabiduría fue la Sociedad Teosófica que fundara Helena P. Blavatsky en 1875. Esta institución promulgaba la unidad esencial de todas las religiones, la fraternidad universal y la llegada de una nueva era para la humanidad, en que primaría la hermandad entre los seres humanos. Enseguida tuvo gran éxito, abriéndose grupos y ramas por América, Europa y la India. Aceptaba a hombres y mujeres en plano de igualdad, proporcionando, de una manera muy asequible, el cocimiento espiritual. Mas, para muchos, esta organización mantenía en sus prácticas y creencias un vínculo mayor con la tradición de Oriente que con la de Occidente, lo que hizo que se produjera años después, por oposición, el florecimiento de esta última. Sin embargo, la deuda que el esoterismo en su forma moderna tiene con esta organización en cuanto a la nomenclatura y términos, algunos hoy incluso de uso popular, es enorme.

En relación al desarrollo moderno de la Tradición Esotérica de Occidente, podemos situarla en tres puntos que podemos llamar escuelas, estas son; la escuela francesa, la inglesa y la alemana. En estos tres países se delinearon los itinerarios básicos de lo que sería el conocimiento hermético de nuestro tiempo.

En la Francia de finales del s. XVIII, en algunas logias masónicas surgió el sistema mágico-cabalístico que desarrollara Martines de Pascualis y que transmitió a sus discípulos Jean Claude de San Martín y Jean B. Willermoz. Estas enseñanzas llegaron de diferentes formas, en gran medida nebulosas, hasta finales del s. XIX, donde un personaje conocido como Papus, cuyo autentico nombre era Gerard Encause y que encabezaba la vida esotérica del París de la época, creó la Orden Martinista. Este era un grupo hermético que en forma gradual y a la manera semi-masónica, transmitía un conocimiento basado en la cábala y el misticismo. Dicho grupo servía para acceder a otras órdenes más esotéricas. Aparte, en el país galo se desarrollaron muchas sociedades que vindicaban su relación con la tradición rosacruz. Aunque, más bien, estos se inspiraban en lo que sus fundadores creían que era esa tradición, siendo la mayoría meras creaciones personales. Otra de las escuelas desarrolladas en esta nación fue la Iglesia gnóstica, que en un principio no pasó de ser un grupo de tendencia espiritista, para al poco llenarse de ocultistas convirtiéndose en toda una escuela espiritual de notable influencia.

La escuela inglesa empezó a través de una organización que se creó a final del s. XIX, conocida como la *Societas Rosicruciana in Anglia,* la cual estaba restringida a masones que tuvieran el grado de maestro, y se dedicaba al estudio del simbolismo esotérico de la masonería. Aunque nunca fue miembro de esta, dentro de ese grupo se estimaba especialmente a un personaje importante del esoterismo, de nombre E. Bulwer Lytton. Este conectó con la tradición esotérica a través de un francés llamado Eliphas Levi, el cual era un versado mago y gran conocedor del Tarot y la Cábala. Este inició al inglés en los misterios de la Cábala y la magia ceremonial. Todos estos hechos, generaron el germen para que en años posteriores se diera fruto a la creación de otra Orden esotérica, la *Golden Dawn*. La cual era una autentica escuela de ocultismo, en la que a modo de academia sus miembros iban pasando de grado a partir de exámenes teóricos-prácticos que iban desde escritura hebrea, cábala, alquimia, tarot, magia... Esta sociedad generó otros grupos que a su vez desarrollaron su propio método en algunas de las ciencias ocultas, como su sistema de tarot que difiere mucho del tradicional. Grandes del ocultismo moderno como Dion Fortune (fundadora de la Sociedad de la Luz Interior), Israel Regardie o Paul Foster Case (fundador de BOTA)[1], son algunos de los ejemplos del trabajo de esta escuela.

Llegamos ahora a la escuela alemana, la cual tuvo más relación con el tema que nos ocupa en este libro, aparte de ser la que en cierta medida inspiró a las otras dos. Habría que tener en cuenta que en el s. XVII aparecieron en este país unos escritos que hablaban de la existencia de una organización oculta llamada Fraternidad Rosacruz[2]. Esta sería una de

---

[1] *Builders of the Adytum* (Constructores del Adytum).
[2] Nos referimos a la *Fama Fraternitatis* y la *Confesio Fraternitatis*.

las representantes del conocimiento del cristianismo esotérico. En los últimos años del s. XIX, un grupo de personas comenzó a investigar y buscar la manera de contactar con esta tradición. Uno de ellos era Franz Hartmann, el cual al parecer contactó finalmente con esta y creó un grupo conocido como Rosacruces Esotéricos. Este grupo reivindicaba su relación con la llamada Teosofía Cristiana, que en el pasado germano representaron rosacruces como Cornelio Agripa, Novalis, Paracelso, Jacobo Boheme o el maestro Eckar. Poco después, a este grupo se unieron un conjunto de masones que además poseían conocimientos sobre Magia Sexual y crearon la OTO (*Ordo Templis Orientis*), una organización donde se iniciaba en los misterios de manera gradual, a la manera masónica, hasta llegar al conocimiento máximo, que era la Magia Sexual. Este grupo en particular estaba muy preocupado por la cuestión de la concepción sagrada, la naturaleza espiritual del sexo o la educación desde la óptica espiritual.

A esta escuela pertenecieron en sus primeros años de existencia personajes como Rudolf Steiner, creador de la Antroposofía y la pedagogía Waldorf, o A. Krumm Heller que enseñó lo relacionado con la sexualidad sagrada y el esoterismo occidental dentro de su FRA[3]. Desgraciadamente, la OTO tuvo un desarrollo algo truncado, primero el nazismo lo combatió matando y encarcelando a muchos de sus dirigentes, aunque mucho antes una corriente oscura entró en ella degenerando muchas de sus logias a la práctica de magia

---

[3] Siglas de la *Fraternitas Rosicruciana Antiqua* fundada en 1927 en Badalona.

sexual negra. Incluso el estadounidense H Spencer Lewis, fundador de la AMORC[4], fue miembro de la OTO. También otros eminentes ocultistas como Max Heindel[5] conectaron con la tradición Rosacruz en la Alemania de principios del s. XX, aunque no a través de la OTO.

Estas tres escuelas se influenciaron unas a otras. Conjuntamente, otros círculos más esotéricos y ocultos que los anteriores también tenían entre sus enseñanzas las relacionadas con la magia sexual. Entre estas se encuentran la Hermandad Hermética de Luxor, que hablaba de la energía Vril, una energía maravillosa que, según esta organización, sería la energía del futuro. Estuvieron relacionados a esta escuela personajes como Blavatsky, Papus, B. Lytton y otros.

Otra de las organizaciones fue la Hermandad Hermética de la Luz, que también enseñaba a sus miembros el trabajo con las energías creadoras, y en especial la creación del hijo espiritual, el niño dorado, el ser interno, a través del trabajo en pareja. También enseñaban la creación de hijos más evolucionados. A ella pertenecieron o estuvieron en contacto personajes como Franz Hartmann, T. Reus, C. Kellner, P. Randolp... Como se comentó al principio de este párrafo, eran organizaciones muy herméticas, apenas unos pocos miembros por país, y sólo podían entrar en contacto con tales sociedades personas de alto rango de otras escuelas esotéricas de nivel inferior. Estas órdenes están cerca de lo

---

[4] Siglas de Antigua y Mística Orden de la Rosa-Cruz, fundada en 1915 en Nueva York.

[5] Fundador de la Fraternidad Rosacruz, con sede en Oceanside, California.

que algunos han llamado Logia Blanca, Hermanos Mayores o Círculo Consciente de la Humanidad, aquellos que guían o influyen en el desarrollo y evolución de la humanidad.

Esto ha sido un escueto desarrollo de la reciente historia del ocultismo y existen otros autores y esoteristas que divulgaron los misterios en relación a la paternidad y maternidad espiritual, como Manly P. Hall, Jorge Adoum, Geoffrey Hodson, Swinburne Clymer, Omraan Mikhaël Aïvanhov...[6] Estos plantean cómo esta influencia ayudará en el establecimiento de los principios espirituales que se manifestarán en la llamada Nueva Era, atrayendo almas evolucionadas espiritualmente hasta este mundo, como parte del cambio cultural y evolutivo que sufre la humanidad. Sobre esto hablaremos con más detalle a lo largo del libro.

---

[6] Al final del libro daremos una bibliografía recomendada de estos y otros autores.

Evangelio Gnóstico de Felipe

CAPÍTULO 2

Sexualidad sagrada

En nuestra cultura occidental, especialmente desde que la religión cristiana exotérica se hizo con el monopolio de las creencias, el sexo se demonizó asociándolo con lo negativo, lo pecaminoso, lo mundano y todo lo contrario a la espiritualidad o lo sagrado, y tan sólo se veía lícito su uso con fines procreativos. Sin embargo, el pueblo practicó el sexo para satisfacer sus apetitos a pesar de las promesas condenatorias para quienes lo hicieran, asociándose a su práctica un sentimiento de pecado y de culpa que aún hoy arrastra nuestra sociedad.

En el lejano Oriente, concretamente en la India, ocurría todo lo contrario. El sexo, como cualquier otra actividad de la vida, era experimentado de manera consciente, y el fruto de esa experiencia se dedicaba a acercarse más a la divinidad. Cualquier acto de la vida debía vivirse intensamente, desde las prácticas religiosas, pasando por el trabajo, el ocio y cualquier actividad doméstica, sacando de ellos toda la experiencia posible. No existía nada negativo, el único mal era no vivir con consciencia.

En concreto, el acto sexual, se convirtió en toda una vía de misticismo, con complicados rituales y protocolos preparatorios. A este camino en la India se le llamó Tantra, que significa unión. Y ese es el objetivo de este camino, enlazar la materia con el espíritu, lo que está abajo con lo que está arriba, y en esa unión transformarse en algo nuevo. De ahí que la iconografía tántrica se encuentre plagada de referencias a la muerte y a su diosa Kali, pues la muerte es el paso necesario para un nuevo nacimiento o nuevo estado.

Si bien, el acto sexual tántrico se divide en dos tipos, dependiendo de su objetivo. El primero, el procreativo, aquel que tiene por finalidad concebir y perpetuar la especie, del que hablaremos con detalle un poco más adelante. El segundo, comprende como objetivo el despertar las fuerzas creativas que cada ser humano tiene dormidas, la cual se denomina Kundalini, y esta fuerza a su vez despierta los centros energéticos o chacras. Si bien ambos tipos de relación se realizan de igual modo, con la misma carga emocional y de consciencia, su objetivo final no es el mismo.

En las escuelas tántricas existía todo un protocolo para las parejas que se iniciaban en sus prácticas. El primer paso era que el individuo, hombre o mujer, conociera profundamente su cuerpo, y que desde luego no sintiera vergüenza o miedo de ninguna de sus partes. Después, que cada miembro de la pareja se conociera, tenían que conocer el cuerpo del otro. Las primeras semanas el conocimiento era sólo visual, y cuando el maestro o gurú reconocía que la pareja tenía la suficiente pureza de mente y alma comenzaban a tocar sus cuerpos, explorándolos, sintiendo la energía que circundaba por ambos. Cabría destacar que cada vez que sentían un impulso sexual se les enseñaba a transmutarlo, fundamentalmente con técnicas de visualización unidas a ciertas respiraciones y mantras, con el doble fin de eliminar toda pasión inferior a la vez que sublimaban la energía sexual, la cual posee el poder de crear la vida, canalizando esa energía con el fin de crear o reconstruir su alma. Tiempo después se pasaba al coito, este comenzaba de manera lenta, suave, viviendo cada movimiento, cada contacto.

Luego se iban entrenando en diferentes posturas, cada una de ellas con un fin, como podía ser desde la curación de un órgano del cuerpo o el desarrollo de alguna faceta espiritual. Pasado bastante tiempo de práctica, se producía el éxtasis, una percepción en la que se sentían ambos como un solo ser, y en el que experimentaban la conciencia cósmica o divina. También aprovechaban la energía que se iba liberando para eliminar o transformar algún defecto, carencia de salud, trauma o problema, ya fuera individual o común de la pareja. Hay que resaltar que en esta forma de sexualidad la mujer pasa a ser un elemento activo, y en muchos casos era ella quien marcaba la pauta, el ritmo en la relación. Y lo más importante es que la búsqueda del éxtasis era común, los dos disfrutan de esta experiencia, eliminado el machismo que ha predominado en el sexo.

Estas técnicas se practicaron desde hace milenios y se extendieron por el resto de Oriente. En China se conocen como alquimia taoísta, y configuran todo un sistema especialmente enfocado a la salud y la prolongación de la vida. En el budismo tibetano se convirtió en todo un camino de iniciación esotérica, y se pueden apreciar cientos de imágenes de dioses, diosas y budas en posturas sexuales simbolizando diferentes grados de fusión con lo espiritual.

Por otro lado, en Occidente ha existido este conocimiento aunque oculto, reservado a los ojos inquisitivos de las religiones, y muchas veces su iconografía se puede encontrar en forma simbólica en las propias iglesias y catedrales. Pero fundamentalmente es en la tradición alquímica donde podremos encontrar mayores referencias, en los grabados de varios tratados como el *Mutus Liber* o el *Vidriarium Quimicum*. En estos se pueden apreciar escenas semi-eróticas en las que al final se llega a la creación de un ser con ambos sexos como símbolo de la unión profunda e íntima de la pareja y de la realización final de la alquimia; la creación de una nueva sustancia, el elixir vitae, también llamado elixir de la larga vida o piedra filosofal, aquélla que curaba las enfermedades y prolongaba la salud y la vida.

Sin embargo, existen en Occidente otras tradiciones donde encontramos principios similares a los tántricos, por ejemplo la tradición hebrea. Para ellos la sexualidad también es un medio de llegar a Dios, y cuentan con complicados rituales para la ejecución del acto sexual. De hecho, es un requisito importante para ser rabino es estar casado, como símbolo de que se trabaja con las fuerzas creadoras, estando así en contacto con la divinidad. También en el islam, especialmente entre los sufíes y derviches se considera el sexo como un camino hacia la experiencia divina.

Mas, a pesar que el cristianismo hizo su cruzada contra el sexo, primero entre el clero y luego hacia todos los creyentes, no fue así desde los albores de esta religión. Lo primero es que casi todos los apóstoles estaban casados, incluyendo el apóstol Pedro, al que consideran primer papa.

Las prohibiciones al clero hacia el matrimonio aparecen en la Iglesia católica romana a partir del año novecientos de nuestra era. Antes de eso lo normal es que estuvieran casados, y de hecho es sólo el catolicismo romano el que obliga al celibato. El resto de congregaciones cristianas como la armenia, ortodoxa, copta, veterocatólica... no lo hacen. Pero si estudiamos la gnosis, rama esotérica del cristianismo de los primeros siglos de nuestra era, y sus evangelios como el de Tomas, Maria Magdalena o el de Felipe, podemos leer claramente como el sexo no es algo negativo, sino que el Jesús que allí se presenta exhorta a su práctica con espíritu de pureza, como un medio más para llegar al padre. De hecho, esta rama realizaba rituales en los que emulaba una relación sexual de forma simbólica, como manera de unir su alma a lo divino.

Mas, en la propia concepción de Jesús, realizada por obra y gracia del *Espíritu Santo*, se nos habla de una concepción producida con pureza, con amor divino, de la cual surgió un ser evolucionado y puro, con un nivel de consciencia superior a lo normal, tal como enseña la tradición esotérica a la hora de concebir desde una óptica espiritual. Si bien se dice en el evangelio que María no conoció varón, también se dice en estos que Jesús era descendiente del rey David por una genealogía que lo conecta a través de su padre José. Esta contradicción, unida a que no se empezó a creer en una concepción sin intervención paterna hasta siglos después, nos vuelca en que Jesús era hijo de José y María, y que lo concibieron de manera pura, sin pasión inferior, de manera sublime y espiritual. De facto, en los textos sagrados se refleja que la mayoría de los grandes iniciados y guías espirituales nacieron de alumbramientos milagrosos, como es el caso de Khrisna, Zoroastro, Buda, Alejandro Magno... algunos incluso relacionados con las concepciones sagradas realizadas en los Templos de Misterios.

Pero siquiera que en la tradición occidental lo referente a la sexualidad sagrada quedó en depósito de unos pocos iniciados y en grupos de carácter esotérico, especialmente por las persecuciones y rechazo de que fue objeto, se tuvo que esperar a la primera mitad del s. XX para que se tradujeran los textos clásicos del tantrismo y el taoísmo, dándose la luz a Occidente, teniendo desde el primer momento una aceptación notable en nuestra sociedad tales escritos. Hoy son muy comunes en cualquier librería obras que aborden esta temática, e incluso se ha caído en que el mercado editorial aprovecha el tirón del tema para publicar libros sobre sexualidad que responden a cualquier argumento menos al tantrismo.

Quizá esta nueva forma de amar más pura, más sublime y espiritual, nos ayude en Occidente a erradicar los sentimientos de culpa e ignorancia en torno al sexo, y equilibrar el otro lado de la balanza. Ya que, después de casi dos mil años de cruel represión, se ha caído en un libertinaje irresponsable en el que se puede perder toda posibilidad de vivir una sexualidad al servicio del amor.

Sin embargo, y como comentamos en el capítulo primero, no hace falta buscar estos secretos en Oriente, ya que las escuelas esotéricas de tradición occidental, como por ejemplo la tradición rosacruz, empezaron a difundir progresivamente los misterios relacionados con el sexo sagrado, o magia sexual, a principios del s. XX. Gracias a esta difusión, comenzaría el nacimiento de una nueva raza, fruto además de la mezcla de muchas, en especial la surgida especialmente por la suma de blancos, negros e indígenas americanos. De hecho, el esoterismo propone la mezcla racial como elemento básico para la futura evolución de la humanidad[7].

El milagro de la concepción

Algo realmente bello y digno de adoración es el hecho de la concepción, cuando el espermatozoide fecunda el óvulo. Este, cuando se acerca al óvulo, comienza a girar a su alrededor, como si de una danza de cortejo se tratase, y en el momento más inesperado penetra en la célula, dando así el primer paso hacia la vida. A partir de aquí el milagro de

---

[7] En el Capítulo 11, *Nuevos niños para un nuevo mundo*, se profundizará más sobre la nueva humanidad.

una nueva vida comienza, creciendo la célula fecundada y formándose el embrión.

Algunas madres han llegado a sentir ese momento. Lo cierto es que aún para la ciencia sigue siendo un misterio lo que motiva todo este camino hacia la vida. Lo más curioso es que podemos apreciar la analogía existente entre el desarrollo del embrión y la historia de la humanidad en la Tierra. Ya que este recorre paso a paso la evolución humana, desde las primeras formas de vida, de carácter celular, hasta llegar al humano actual. Por eso, es que contiene desde el primer momento toda la historia del planeta, no sólo en lo referente a la evolución física, sino a toda la carga inconsciente, la evolución y la historia, estando en contacto con los arquetipos y símbolos ancestrales.

Otro tema a destacar, es que hasta no hace mucho se pensaba que tras la eyaculación, los espermatozoides luchaban egoístamente por llegar el primero hasta el óvulo. Mas ahora, se especula que, en realidad, el conjunto de espermatozoides andan juntos en una sinergía en la que colaboran para que los más óptimos lleguen a fecundar. Una analogía que ayuda a comprenderlo es con el ejemplo de las aves migratorias que vuelan en manada a lo largo del mundo, colaborando la energía de conjunto que generan para que todos lleguen, algo que de forma individual sería muy difícil lograrlo. Del mismo modo, los espermatozoides no compiten, sino que se ayudan, en un proceso básico para la perpetuación de la vida.

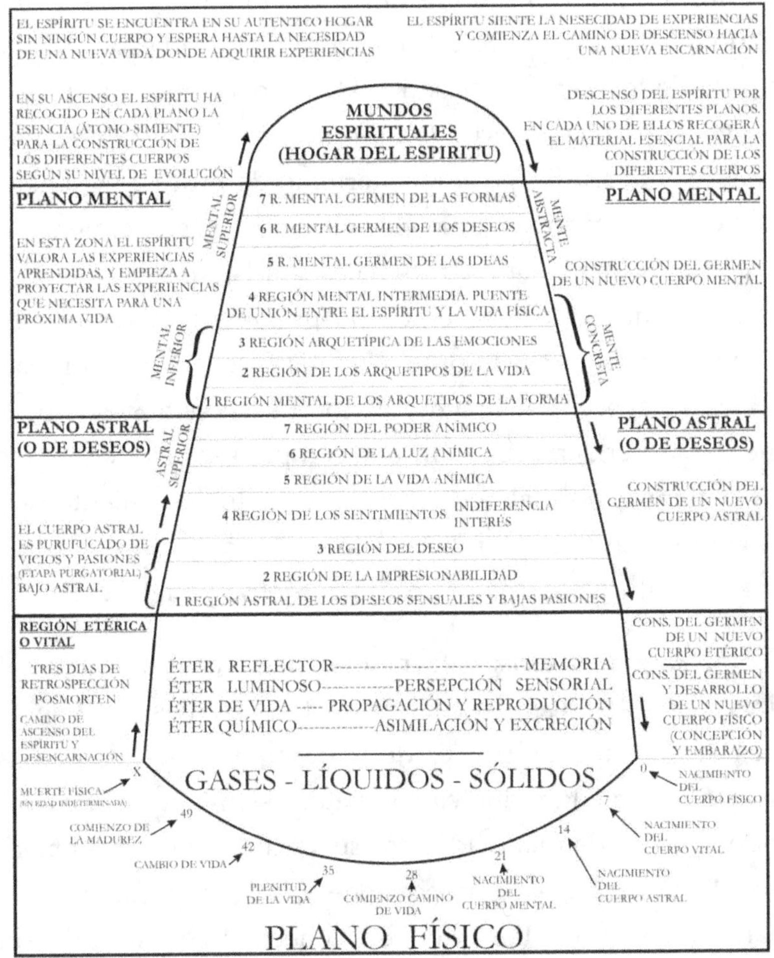

Gráfico 1. Diagrama del viaje del espíritu por la vida física y la anímica

Por otro lado, la ciencia esotérica habla de unos seres, llamados Señores del Destino, o Ángeles Archiveros, los cuales se encargan del proceso de encarnación. Son los que conectan el Alma y el Espíritu a la materia física. A su vez estos seres están guiados, tal como enseña la Cábala, por un ser angélico, el conocido arcángel Gabriel, es cual está asociado a la Luna y su influjo. La causa de que el espíritu descienda de los mundos superiores para nacer, es porque este se encuentra con la necesidad de encarnar en busca de experiencias y aprendizaje, ya que terminó de procesar y digerir lo experimentado en una vida anterior, y se comienza a hacer un balance para saber cuáles son las necesidades que se tienen que cubrir en una vida próxima (ver Gráfico 1). Cuando hacemos ese retorno a la vida física, el espíritu viaja con una especie de simiente de lo que necesitamos experimentar, aprender y cumplir, que comprende también lo que se denomina normalmente karma. Ese átomo-simiente será el germen de nuestra futura Alma, y será el patrón básico para los futuros cuerpos físico, Vital, Astral y Metal[8].

Algún esoterista afirma que elegimos a nuestros padres antes de nacer, lo cual es cierto a medias. Realmente elegimos al tipo de padres que podremos tener, en base a nuestro karma. Por vibración ese átomo-simiente será conectado al óvulo de una madre por su karma, genética, ambiente... de manera que le proporcione a ese ser lo que necesite para su desarrollo. Por otro lado, conectarán el espíritu a un espermatozoide del padre que le sea afín, para que se produzca esa concepción y, al final, el nacimiento físico. Esa conexión se produce antes de la concepción física y la realizan los seres angélicos nombrados en el párrafo anterior.

---

[8] Ver capítulo 5 en el apartado *Naturaleza oculta del ser humano*.

De lo antes expuesto podemos deducir que los seres nacen en el lugar que les corresponde por vibración. Aunque existen otros motivos, como que se suele encarnar en la misma familia; que entre los padres y el hijo existe un vínculo anterior, quizá alguno fue pareja o algún otro vínculo. También según la ciencia esotérica, el periodo entre vidas es el equivalente en tiempo terrestre de unos 700 a 1.000 años aproximadamente, esto es en la mayoría de seres. Pero este tiempo desciende según el nivel de conciencia del individuo, se plantea que como mínimo la persona tarda en encarnar otra vez el equivalente a un tercio de lo que duró su última vida física. Otras agrupaciones esotéricas occidentales aportan otras medidas y periodos para establecer el tiempo entre vidas.

También decir que el sexo se alterna de vida en vida. Esto es que por lo general en una vida somos, por ejemplo, mujeres y en la siguientes hombres, y así sucesivamente. Aunque otras corrientes, plantean que siempre nacemos como hombres o mujeres, si bien esto lo desmiente la cantidad de personas que recuerdan que en vidas anteriores fueron de un sexo diferente al que tenían.

Por otro lado, los iniciados y seres altamente evolucionados reencarnan sólo cuando la humanidad en general, o un grupo en particular, necesitan de sus enseñanzas.

Almas gemelas

Otro tema recurrente en la moderna literatura de la Nueva Era es lo referente a las Almas Gemelas, y esto es otra verdad a medias, ya que es cierto que en general los seres que se unen como pareja sentimental tienen un estrecho vínculo anterior. No obstante, hay que indicar que son muchos los vínculos que se tienen. La afinidad entre Almas[9] se basa en deudas kármicas que se intentan paliar sobre la base a encontrarse en sucesivas vidas hasta que han sido saldadas. Sólo los espíritus avanzados pueden elegir encontrarse como pareja en una vida determinada, siempre con un fin concreto de servicio.

Es por ello que las parejas que sigan un camino espiritual real, con un óptimo nivel de desarrollo, atraerán un ser con el nivel de evolución espiritual equivalente a la media de los dos. Aunque esto puede variar dependiendo de qué conocimiento y práctica tengan los padres sobre ciencia esotérica y sexualidad sagrada. Así como realizar un acto generativo desde una óptica espiritual, capaz de atraer esas Almas evolucionadas y proporcionarles a esos hijos e hijas su mejor capital genético y anímico. Como decíamos en el prólogo del libro, el paso más importante es la concepción, el resto es sólo ayudar al buen desarrollo de la vida. Es en el momento de la concepción donde casi se puede delinear toda una vida. Muchos videntes avanzados y serios investigadores de los mundos internos, como Max Heindel o Dion Fortune, nos hablan de que muchas almas avanzadas esperan para entrar en nuestro mundo a través de una pareja con inquietudes espirituales que puedan proporcionarles un medio ambiente favorable. Se da el caso, incluso, que algu-

---

[9] A veces usaremos el término Alma, para referirnos al Espíritu. El contexto ayudará a comprender estos giros.

nos seres avanzados nacen en familias con un pobre nivel espiritual por no encontrar un hogar adecuado donde nacer.

En Occidente hemos pasado de tener familias con varios hijos a las que tienen sólo uno, lo cual ha remarcado más aún el egoísmo y el individualismo en el comportamiento de nuestros jóvenes, por el hecho de ser hijos únicos. Como decíamos antes, cada pareja tiene asignadas generalmente un grupo de almas para que nazcan en esa familia, pero debido al descenso de la natalidad en Occidente, las almas tienen que nacer en algún sitio para su evolución, y lo hacen en los lugares donde no existe control de la natalidad, en especial en los países del Tercer Mundo, donde vemos familias de numerosos hijos. Podemos observar, pues, que mientras en cualquier país de Occidente una pareja de clase media tiene sólo un hijo por la «incomodidad» que supone tener más, en muchos países de África una pareja, o incluso una mujer soltera, puede tener fácilmente media docena. Con lo que no es extraño que los que llegan a adultos tengan que desplazarse a los países desarrollados en busca de una forma de subsistencia, así como de obtener un medio ambiente favorable para su desarrollo físico y espiritual, aunque sea algo que hagan por un impulso interior sin que ellos lo sepan conscientemente. Esa es una de las causas ocultas, esotéricas, que explican el fenómeno de las migraciones masivas; los que no pueden nacer en países desarrollados van a estos de jóvenes o adultos.

Por lo que se recomienda, por ello, que en la medida de las posibilidades, se tengan al menos dos hijos, con dos o tres años de diferencia entre ellos como mínimo, y educarlos de manera que no se fomente el egoísmo y sí la cooperación y el diálogo.

Otro de los secretos para una pareja que anhela que encarnen almas evolucionadas en su hogar, es su nivel de unión. En próximos capítulos hablaremos de la naturaleza oculta del ser humano, de sus cuerpos internos, fundamentalmente los relacionados con su voluntad, emoción y mente, que componen la llamada aura. Una pareja debe estar unida en esos tres niveles[10] en su vida diaria y en el momento de concebir para hacer ascender el huevo áurico que se crea en el acto sexual, y que conecta con niveles superiores de los mundos internos donde los Ángeles Archiveros conectan estos seres a la vida. De eso también dependerá el nivel evolutivo del alma a encarnar.

Gemelos y partos múltiples

Los embarazos de mellizos, gemelos y partos múltiples, tienen, en términos generales, dos motivos para que se den. El primero es la estrecha relación kármica entre dos o más personas que por condiciones muy concretas y específicas comparten el vientre materno, así como características comunes.

En algunos casos, esa relación estrecha se debe a compromisos contraídos en una vida anterior, y naciendo así se propicia que se salde tal deuda ante una vida en común

---

[10] En el Capítulo 6, *Preparación para ser padres* se explicará, con detalle este punto.

durante la primera edad. En otros, ese compromiso se produjo en el momento de la muerte, incluso a veces los nacidos en partos múltiples fallecieron juntos a la vez, en un accidente, guerra...

La segunda causa, se debe a que son almas jóvenes, en sus primeras encarnaciones como humanos, incluso puede que sea la primera como tal. Esto se basa en que en la vida animal se tiene una conciencia colectiva a falta del desarrollo de una individualidad, sólo posible en la etapa humana, y en ciertos casos se les permite a algunos miembros de un colectivo nacer juntos para que el paso a este nuevo estadio evolutivo sea más suave y llevadero. No debemos ver por ello a los nacidos así como seres menos evolucionados o discriminarlos. Al contrario, debemos ayudarles a que aprendan todo lo posible y avancen en su camino.

Curva de la vida

Ese grupo de almas asignadas para cada pareja (véase Gráfico 2), que como dijimos tal afinidad se apoya sobre la base del principio hermético de vibración, puede variar si los miembros de la pareja progresan considerablemente en lo espiritual. Pero tampoco hay que hacerse ilusiones de que encarne un ser súper evolucionado, un espíritu elevado, una especie de maestro espiritual, por el simple hecho de ser personas interesadas en estos temas. Lo mejor es observar con sinceridad el devenir diario de nuestras vidas individuales, así como la vida de pareja, y veremos quiénes somos en realidad, no lo que pensamos que somos, y a través de la meditación y la oración consciente pedir ser un canal para esas almas que nos han tocado, intentando luego ser los mejores padres que se pueda.

Son interesantes las recomendaciones que da el esoterista Boris Mouravieff[11] en su tercer tomo sobre *Gnosis: Cristianismo Esotérico*. Expone que para que un matrimonio atraiga Almas evolucionadas, puede darse por una acción consciente, cuando los padres lo hacen a voluntad. Por otro lado, de manera inconsciente, cuando las circunstancias presionan en la psiquis de los padres para que así sea. En el caso de la acción consciente depende de unos factores mínimos, que según este autor deben existir entre la pareja, y son:

1)   *Una concordancia sexual que asegure la plena expansión del amor carnal.*
2)   *Una atracción psicosomática*
3)   *Un amor capaz de llevar consigo a la vez, aunque no fuera más que por instantes, a los tres centros inferiores[12].*
4)   *Amor a los niños en general.*
5)   *El apasionado deseo de engendrar hijos hermosos y dotados.*
6)   *La voluntad de contribuir con su actitud consciente ante el amor para ofrecer a un alma evolucionada un cuerpo digno de su encarnación.*

Mouravieff indica que estos no son los únicos requisitos, pero si los mínimos requeridos. Por último afirma que *El*

---

[11] Ocultista ruso que perteneció, entre otras, a la Orden Martinista, y fue un gran difusor del Cuarto Camino de G. I. Gurdieff, en su primera etapa.
[12] Se refiere a los centros psicológicos motor, emocional e intelectual. Una sincronía en el ámbito motriz, emocional y mentalmente. Ver *Psicología de la posible evolución del hombre*, de P. Ouspensky, Ed. Ganesha.

misterio de la encarnación deseada, requiere para cumplirse de: «una atmósfera conyugal libre de toda mentira, expresada o pensada, un interés común por las enseñanzas esotéricas y la práctica de los mismos, y por último, la conciencia de la importancia de la misión aceptada, conciencia que hará del amor carnal una fuente de gozo y satisfacción insospechados». En cualquier caso, es de recomendar la lectura de las obras de este autor, pues en ellas podrán aclararse más detalles al respecto.

Gráfico 2. El ciclo de una vida sobre una Vésica Piscis. El ambiente familiar y social que rodee a la pareja, así como el tipo de acto sexual para concebir, determinará el ser a encarnar. La línea que desciende, más fina, tiene que ver con el espíritu. La que asciende, más gruesa y que parte de la concepción, con el cuerpo físico. El interior del pez, lo que está entre el cuerpo y el espíritu es el alma, los cuerpos internos que se van desarrollando a lo largo de la vida. Este es uno de los significados de este símbolo esotérico de los primeros cristianos (página siguiente).

CONJUNTO DE ESPÍRITUS
AFINES A UNA MADRE, UN PADRE Y UN
MEDIO AMBIENTE DETERMINADO
UN ESPÍRITU
DESCIENDE HACIA
UNA NUEVA ENCARNACIÓN Y
SE UNE A UN PATRÓN GENÉTICO
(ÓVULO FECUNDADO) POR SINTONÍA
VIDA Y ACTIVIDAD
PRENATAL (9 meses)
CONCEPCIÓN
Y CREACIÓN DEL
CUERPO FÍSICO
NACIMIENTO
PERDIDA PROGRESIVA DEL
RECUERDO DE LA VIDA
ANTES DEL NACIMIENTO
MÁXIMO DE LA VIDA FÍSICA
Y COMIENZO DE SU DECADENCIA
DESARROLLO DE LA VIDA,
CRECIMIENTO DE LOS CUERPOS
INTERNOS (ALMA) COMO REGISTRADORES
DE LA VIDA PSÍQUICA Y
LAS EXPERIENCIAS
EL ESPÍRITU CONTINUA
SU CAMINO POR LOS DIFERENTES
PLANOS, SACANDO DE CADA CUERPO
LA ESENCIA DE LAS EXPERIENCIAS VIVIDAS
Y PREPARA SU SIGUIENTE ENCARNACIÓN
MUERTE
DESCOMPOSICIÓN
Y FIN DEL CUERPO FÍSICO

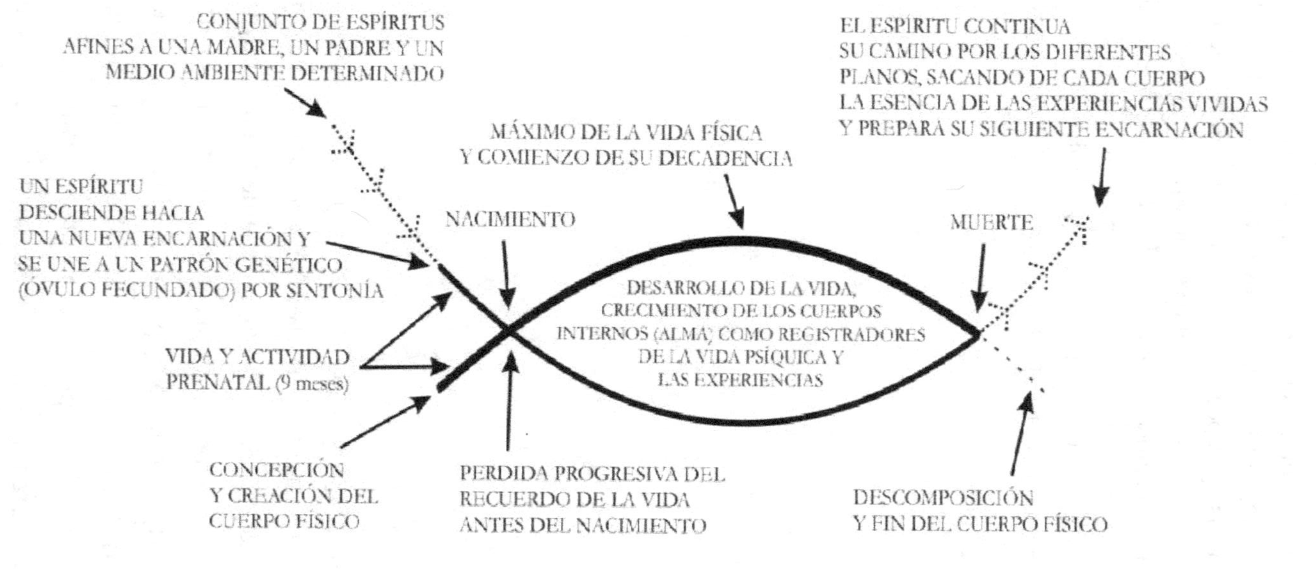

40

Todos somos lo mismo; todos remamos en la misma galera. En nuestras muchas reencarnaciones, hemos sido de todas las religiones, de todas las razas. El espíritu no tiene raza, no tiene religión.

Brian Weiss

CAPÍTULO 3

Reencarnación. Algunas aclaraciones.

En relación con el tema de la reencarnación, tenemos que hacer algunas aclaraciones de cara a poder comprender mejor lo que se propone en este libro.

Como podemos apreciar, hoy hay una cantidad de personas en el mundo como jamás hubo, ya que vamos rumbo hacia los 8.000 millones de habitantes, en una propensión en aumento. Pues, hace un siglo, había unos 1.890 millones, y hace un milenio, se estima que 381.

Además, es desde el s. XIX, que la curva de crecimiento ha tomado una subida enorme. De este modo, en los últimos dos centenios, el número de personas en el planeta se ha disparado.

Con lo que, a priori, surge un problema, con relación a que si siempre encarnan los mismos espíritus, ¿de dónde sale tanta gente?

Origen de los seres

Desde la óptica esotérica, los espíritus que dan origen a los individuos, tienen, básicamente, tres orígenes:

1.	La repetida reencarnación de las mismas individualidades (espíritus), a lo largo del tiempo, en diferentes cuerpos, que pertenecen a nuestro ciclo evolutivo.

2.	Del mundo animal, aquellos que llegan a un determinado nivel de desarrollo y evolución, pasan al mundo humano, como espíritus jóvenes. Esto sucede porque los espíritus comienzan su camino evolutivo en el reino mineral, luego pasan al reino vegetal, y, por último, al animal. En todos esos estados, aunque tienen un espíritu individual, se encuentran de forma grupal, no han desarrollado una individualidad. Con lo que, tras el paso por estos tres reinos, es que el espíritu completa su aprendizaje, pues han experimentado respectivamente el mundo material (físico), el etérico-vital (vegetal) y el emocional (animal). Ya están preparados para el siguiente nivel, y comienzan sus primeras vidas como humanos, como espíritus individuales. Pero, previamente, conforme evolucionan y llegan al reino animal, pasan de las formas más básicas de vida, hasta aquellos con un sistema nervioso más complejo, y con ello van evolucionando hacia individualidades incipientes. Estos son los que pasan a nacer como humanos. Aunque, lógicamente, cuando empiezan en este nuevo reino, lo hacen vírgenes, en el sentido de que no tienen experiencias, ni siquiera un karma que compensar. Son espíritus jóvenes, y nacerán en cuerpos y ambientes que respondan a esas capacidades y nivel evolutivo aún primerizo.

3.   También estarían los espíritus procedentes de otros mundos, otros planetas, que como forma de préstamo nacerían en nuestra humanidad, ya sea para aportarnos algo a nosotros, o para su propia evolución (o ambas cosas a la vez). Pues nuestro mundo les puede aportar a ellos alguna experiencia o aprendizaje que en su respectiva humanidad no pueden adquirir.

Aclaremos que los espíritus están circunscritos a un determinado lugar, y no andan por ahí encarnándose por donde deseen. Por ejemplo, la Tierra, es el espacio de evolución para una cantidad de espíritus determinados vinculados a este planeta, pues tienen en este su escuela evolutiva. En otros planetas del universo sucede igual. Además, unos mundos son más antiguos, otros más nuevos. El nuestro es de estos últimos. Con lo que, tales nacimientos, serían algo excepcional.

Por otro lado, algunas escuelas esotéricas plantean que el espíritu individual de cada humano, no procede de una emanación divina, ni tampoco de la evolución de los animales, sino que son creados como tales, para que habiten cuerpos humanos.

Desde esta perspectiva, la divinidad crearía los espíritus que fuera necesario, y en el caso del mundo actual, muchos de los humanos serían espíritus nuevos, estarían en sus primeras encarnaciones.

Espíritus jóvenes

En cualquier caso, si se piensa que el espíritu humano emana de la divinidad, y que asciende por el reino mineral, vegetal y luego el animal, hasta evolucionar a humanos; o que son creados como espíritus humanos desde el principio, todos están de acuerdo en que hoy predominan los espíritus nuevos, encontrándose muchos de ellos incluso en su primera encarnación. Esto nos puede ayudar a entender no solo de dónde salen tantos espíritus para la cantidad de seres que habitan nuestro mundo, sino los comportamientos inmaduros, poco sabios, apreciables en muchos grupos humanos.

Con lo que, los espíritus podemos dividirlos entre los que son nuevos, con apenas alguna encarnación como humanos, o directamente ninguna. Luego están los espíritus más antiguos, que ya llevan muchas vidas encarnando en este mundo. A su vez, estos seres antiguos, o espíritus viejos, se pueden subdividir entre los que han ido adquiriendo sabiduría a lo largo de su evolución espiritual, y aquellos que, a pesar de llevar muchas encarnaciones, no han adquirido sabiduría ni madurez. Con lo que, estos últimos serían espíritus viejos, pero no sabios.

A su vez, los espíritus sabios, se pueden subdividir en los que ya describimos, seres con sabiduría y madurez; y luego aquellos que van más allá de ese nivel, pues ya hablamos de individualidades con un alto grado de autorrealización. Si los espíritus sabios son pocos, los iniciados, o autorrealizados, son muchos menos.

Todos los tipos de espíritus, ya sean nuevos, viejos o sabios, nacen en nuestro mundo, en relación con el principio de vibración. En otras palabras, según estos vibren, nacerán de padres que oscilen en sintonía similar. Es por ello, que los seres sabios, nacen de padres que tengan un nivel evolutivo alto. Así, unos progenitores espirituales, intelectualmente competentes, con buena salud física, unos recursos adecuados mínimos para sobrevivir materialmente, atraerán unos hijos en una sintonía similar.

Aunque, en muchas ocasiones, espíritus sabios, nacen en hogares que no tienen una sintonía con ese mismo nivel, sino inferior. Esto es así por necesidades evolutivas, para aliviar algún karma, o para enseñar a esa familia algo.

Mas, en la mayoría de los casos, esto sucede debido a que no hay suficientes padres y madres con un nivel evolutivo adecuado para atraerlos, y estos espíritus tienen que nacer para cumplir su misión, haciéndolo por ello en hogares algo cercanos a tales capacidades, o directamente sin ninguna relación. A veces sucede al revés, espíritus jóvenes y viejos, nacen en hogares de padres evolucionados, precisamente para aprender de estos y avanzar bastante en esa encarnación.

Aunque estos dos últimos ejemplos representan excepciones, y si en el primer caso es poco frecuente, en el segundo lo es menos aún.

La madurez y sabiduría de los seres y las naciones

El mundo actual, cada país, se compone de una suma de espíritus nuevos, viejos y sabios e iniciados (Gráfico 3). La proporción que represente cada uno de estos cuatro tipos, hace que una nación sea más o menos madura. Esto nos hace comprender por qué hay naciones en las que sus ciudadanos se comportan con más civismo que otras, son capaces de campear sus crisis de mejor manera, muestran comportamientos más compasivos... y así más elementos que denotan que es una ciudadanía, un país, con una proporción alta de seres sabios. Estos últimos, incluso en esos casos, son una minoría, pero en suficiente grado como para hacer inclinar la balanza hacia tales actuaciones. Los espíritus viejos suelen ser parte también de este tipo de naciones, en mayor proporción. Por su parte, los espíritus jóvenes también son muchos, normalmente la mayoría, e incluso se benefician, pues repercute en estos el buen hacer de esa minoría sabia.

Por ende, podemos ver países con tendencias más inmaduras, poco reflexivas, e incapaces de pensar en las consecuencias de sus actos a medio y largo plazo, o de no poder ser cada vez un poco mejores como pueblo, por la carencia de espíritus sabios.

La presencia de más o menos seres sabios en una sociedad, país, pueblo... se debe a la implicación en el camino espiritual de sus ciudadanos. Cuanto más presencia de miembros de Escuelas de Misterios y senderos de espiritualidad profunda, mayor será la existencia de estos, pues nacerán más niños hijos de dichas personas. Cuando menos escuelas de este tipo, menos habrá. Cuantas más personas practicantes de religiones exotéricas, más espíritus viejos, no necesariamente sabios. Cuanta menos espiritualidad profunda, más supersticiones o fanatismo, nacen pocos espíritus sabios.

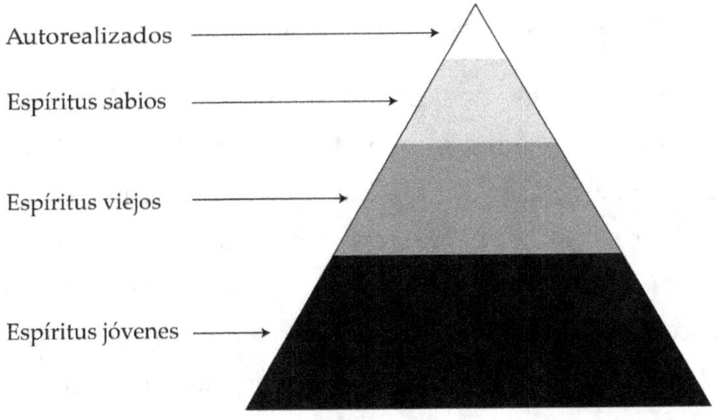

Gráfico 3. Pirámide ideal representativa de los cuatro tipos de espíritus, según su nivel evolutivo. Cuanto más alto es el nivel, menos presencia en nuestro mundo. Por contra, cuanto más bajo nivel, más presencia. Lo habitual en el mundo actual es que los dos segmentos superiores, en especial el último, sean incluso menores.

Indiquemos que, en realidad, lo habitual, lo normal, es que nazcan espíritus nuevos y viejos. De lo que se trata es que nazca, también, espíritus sabios, los cuales siempre serán una minoría. Lo adecuado es que una sociedad tenga el suficiente número, como para ejercer su benéfica influencia.

Hay otros factores a tener en cuenta, como mayor alfabetización, más acceso a la justicia social, estado de bienestar... que del mismo modo favorecen el nacimiento de seres evolucionados. Cuando vemos que un país empieza a perder estos elementos, incluso crece la violencia, el nivel educativo desciende, aumenta la corrupción... es porque han ido dejando de tener presencia este tipo de espíritus avanzados en tales sociedades.

Estos seres evolucionados tienden a impulsar el avance de su sociedad inmediata. Tienen un aprendizaje de muchas vidas, saben lo que hay que hacer, sin que necesariamente comprendan de dónde les viene ese aprendizaje, ni ese impulso. Todos hemos conocido a personas maduras, incluso desde que son niños; son espíritus con cierto avance. Lo ideal es que estos sean un mínimo en la sociedad, el suficiente como para que ese impulso tenga éxito. De ahí lo importante de favorecer que una sociedad tenga una buena oferta de senderos espirituales profundos, más allá de la mera religión.

Para algunos, un indicador de tal madurez sería la preponderancia de la racionalidad, del intelecto. Eso es cierto, en parte. Por ejemplo, los espíritus jóvenes, recién llegados al reino humano, suelen tener un Cuerpo Mental menos evolucionado de lo habitual, y conforme van teniendo más encarnaciones, este vehículo irá creciendo. Aunque, realmente, el indicador es la conciencia. A más conscientes y reflexivos, más evolucionados son los individuos y los pueblos.

Claro que, para una correcta manifestación de la consciencia, se necesita de un intelecto bien evolucionado. El intelecto es el medio a través del cual se manifiesta la consciencia, pero no es la consciencia. De hecho, los espíritus viejos suelen disponer de un Cuerpo Mental con un buen desarrollo, sin embargo no por ello una conciencia evolucionada, ni mucho menos despierta. También sería un error asociar la madurez espiritual de los seres, con el nivel socioeconómico. Hay espíritus avanzados que tienen una vida muy modesta, y los hay económicamente ricos entre los espíritus jóvenes y, sobre todo, en los viejos.

Entendamos que la consciencia es la manifestación del espíritu. A más evolucionado es el espíritu, lo es también el alma que le sirve de vehículo, y más sutiles y avanzadas son sus manifestaciones, como la consciencia, intelecto, imaginación consciente, emociones superiores, voluntad, sistema nervioso, un cerebro con una proporción mayor de células gliales[13]...

Objetivos para padres conscientes

Por otro lado, con los ejercicios espirituales durante el embarazo, tales padres, le proporcionan a su fututo hijo un cuerpo físico, y un sistema nervioso, más adecuado para que su verdadero ser pueda manifestarse de la mejor manera.

----

[13] Ver capítulo sobre *Los nuevos niños*.

Con lo que hay dos elementos distintos que hay que comprender.

Uno es que el espíritu que se ve atraído por unos padres adecuados a su evolución, lo cual depende del nivel evolutivo de estos, así como del nivel de involucración en el camino espiritual profundo. El otro, que unos padres que realizan una serie de prácticas, para que los vehículos (el cuerpo y las distintas partes del alma) tengan el más óptimo desarrollo, para que su espíritu pueda manifestarse de la mejor manera en su vida. Esto es importante, pues los ejercicios durante el embarazo no hacen que directamente nazcan seres más evolucionados. Sino que, tales seres, se ven atraídos por el principio hermético de vibración, hacia unos padres que son capaces de hacer tales prácticas, y, en consecuencia, les proporcionan unas oportunidades más adecuadas, y un ambiente más rico, en que desarrollen una personalidad madura y equilibrada, capaz de ser un vehículo adecuado para su espíritu.

En resumen, la propuesta de este libro es que los padres que deseen colaborar en que nazcan ese tipo de seres más sabios, sepan cómo hacerlo. Mas, siempre hay que tener en cuenta, que estos nacerán allí donde tienen que hacerlo. No es a demanda de los padres, sino por las necesidades evolutivas de nuestro mundo. La idea es ir eliminando los obstáculos habituales para que estos seres puedan entrar en nuestra sociedad de la mejor manera. En el capítulo 11, en la parte de los nuevos niños, retomaremos el tema.

Podrían engendrarse hijos educados, si lo estuvieran sus padres.

Johann W. Goethe

CAPÍTULO 4

Consejos para la concepción

Desde principio de los años noventa se ha podido apreciar cómo el semen del hombre occidental ha descendido en cantidad de espermatozoides y en la calidad de los mismos. Según las investigaciones, es debido, fundamentalmente, a la contaminación medioambiental que cada vez nos inunda más. La cuestión es más grave de lo que pueda parecer, el semen de un hombre de 40 años presenta mayor cantidad de espermatozoides por cm^3 que en un joven de 20 años.

También influye la mala calidad de los alimentos, cada vez más desnaturalizados, contaminados y sin vitalidad. El estrés y la falta de reposo también contribuyen a esto. Y de manera no menos importante la falta de control de nuestras energías, especialmente las sexuales, acentúa esta carencia en nuestra cultura moderna.

Hoy en día estamos sometidos a muchos estímulos sexuales sobre todo procedentes de la publicidad en cualquiera de sus formas, estímulos que no padecía el hombre de antes. No se trata de evadirse de la realidad para no exponerse a lo descrito, sino aprender a canalizar tales impulsos y no dejarse vencer por el deseo inferior.

Como remedio, especialmente para quienes estén en el proyecto de traer un nuevo ser al mundo, hay algunos aspectos que mejorarán la calidad del semen, y la vitalidad del mismo. Estos son:

1. Empezar algún régimen depurativo con el fin de eliminar toxinas, incluso hacer algún tipo de ayuno, tanto él como ella. Comer más productos naturales y de origen biológico. Beber bastante agua, mínimo dos litros al día, y que esta sea de manantial embotellada, conociendo bien su origen. Bajar los kilos que nos sobran es indicador de eliminar parte de esas toxinas.

2. Encontrar diariamente un rato para realizar algún ejercicio de relajación. También alguna actividad física de manera regular. Lo ideal sería la natación combinada con ejercicios de elasticidad, esto ayudaría no sólo en la preparación al parto, sino además durante el embarazo y en el parto así como en el puerperio. Otra opción muy interesante es la de los ejercicios de eutonía[14]. También el Tai Chi o el Hatha Yoga (especialmente del método Sivananda).

3. El hombre debe intentar eyacular con menor frecuencia, pudiéndose informar de las técnicas para transmutar el semen y transformarlo en vitalidad sin que esto se convierta en

---

[14] Disciplina física creada por Gerda Alexander, de la que existe una rama enfocada al embarazo y al parto.

un cúmulo de tensión. Lo ideal para el que practica el sexo sagrado es limitar sus emisiones a no más de una en quince días. Ver en el próximo apartado de este capítulo el ejemplo de relación sexual espiritual.

4. En el caso de la mujer hay que tener en cuenta que cada óvulo que desprende en su proceso de madurez biológica, normalmente cada 28 días, puede ser magnetizado para su madurez espiritual, a través de ejercicios de respiración combinados con visualizaciones. Por lo que ella también debe informarse y practicar las diferentes técnicas para sublimar su energía sexual. Ya que con la realización de estos métodos sus óvulos adquieren una madurez energética y espiritual que los optimizan para este fin, además de para su salud física y psicológica, y su evolución espiritual.

5. Si existiese algún problema de infertilidad, tanto de él como de ella, y se necesitase de ayuda es recomendable acudir a profesionales cualificados de medicinas alternativas, especialmente la homeopatía o la acupuntura, las cuales se han revelado muy efectivas en tratamientos de este tipo, y no conllevan efectos secundarios. Pasar por la consulta de un osteópata o quiropráctico para eliminar cualquier problema en la estructura ósea o en las vísceras que pudiera dificultar la concepción, el embarazo o el parto, además de ayudar en el puerperio. La *maca peruana* es una buena ayuda en algunos casos de infertilidad.

El momento para concebir lo podemos encontrar observando el periodo de fertilidad de la mujer basándonos en el método ogino, pero esta vez con la finalidad de concebir, en vez de como método anticonceptivo.

Sintetizaremos algunos consejos que se dan en tradiciones esotéricas de Occidente, como la rosacruz o la cabalística, o las orientales como el trantismo, taoísmo o el sufismo, e incluso algunas tradiciones de sabiduría indígena americana.

1. Uno que se repite con mucha frecuencia es que la cópula se produzca en la noche, aludiendo a que los niños serán más nobles que los concebidos de día. Curiosamente, varias tradiciones indígenas y chamánicas como los Aymara de Sudamérica, recomiendan la hora antes del amanecer como momento mágico para concebir un hijo, momento en el que el sol está preparado para su nacimiento. Otras aconsejan hacerlo simplemente a lo largo de la madrugada. También se sugiere hacerlo en cuarto creciente, mejor aun en luna llena, y los mejores meses son los de la primavera (abril, mayo y junio), y de los tres, mayo en su cuarto creciente es, esotéricamente hablando, el mejor mes ya que se reciben las influencias zodiacales de Tauro, signo de la tierra fértil. Otros ocultistas afirman que el mejor momento del año es durante el signo solar de la madre, en especial lo más próximo al día de su cumpleaños. Otros aducen que mejor durante el paso del sol por el signo Ascendente de esta. Aunque los padres deben observar cuál es el mejor momento anímico del año para los dos.

2. Por supuesto, procurar no eyacular para mejorar la vitalidad y calidad del semen, sintiendo que es una energía poderosa, la de la vida, haciendo sólo en el momento de concebir. Para quienes normalmente practiquen relaciones sexuales de orden espiritual, él tendrá, como dirían algunos alquimistas, un mercurio (*semilla*) de gran calidad, y ella una sal (*tierra*) capaz de hacerla germinar con éxito.

3. Pero lo más importante que subrayan los antiguos textos es la actitud mental de ambos durante el acto. En el hinduismo, se conoce la naturaleza oculta del hombre, y sus centros energéticos o chacras, que responden a una naturaleza psicofísica. El cómo vibren estos determina el estado psíquico de la pareja, atrayendo energías afines a esta vibración. Así, un viejo aforismo dice «Si se concibe con amor, se genera amor, si se concibe con miedo se genera miedo», por lo que sería positivo para ambos mantener una actitud mental positiva durante el coito. Otro aforismo dice «Los padres no hacen al niño, sólo atraen el espíritu hacia la matriz». Otro llega a afirmar que «La mujer da a luz un niño que se parece a la persona en la que pensaba en el momento de la concepción». En la Grecia clásica, Hesiodo o Empédocles, comentan la relación existente entre la imaginación de la madre y la fisonomía del niño. En las escuelas tántricas la pareja visualizaba algún dios o ser superior, arquetipo de algún principio como la fuerza, sabiduría, belleza... intentando atraer las cualidades de esa divinidad hacia el futuro ser y el hogar. Ya que no todos practicamos la religión hindú o la china, y que vivimos en Occidente, sirven imágenes mitológicas o religiosas que encarnan estos principios. Aunque,

también, es recomendable visualizar, por ejemplo, una esfera de luz dorada, blanca, azul... que rodea a la pareja, les protege y les transmite las cualidades asociadas a dicho color. O simplemente mantener esa actitud mental positiva, alejando pensamientos y sentimientos innobles e inferiores, y que la propia felicidad y goce del acto sexual sirva para fortalecer el amor de esa pareja.

4. Hay parejas que se visualizan el uno al otro exaltando sus cualidades interiores. Si se hace antes del amanecer pueden visualizar al sol, como fuente de vida y consciencia crística, y padre espiritual de nuestro sistema planetario. Se dice, además, que si la imaginación del padre predomina en el momento de concebir, nacerá niña, por el contrario si predomina la de la madre, será varón. Otros afirman que si ambos piensan en un niño nacerá varón y viceversa. Algunos ocultistas como Jerónimo Cardano o Franz Hartmann dieron demasiada importancia al uso de esta técnica, ya que cada ser trae en su karma el sexo que debe tener.

El padre y la madre deben tener ambos su imaginación activa en el acto creador sexual, y que los Ángeles registradores o Señores del Destino, encargados del proceso de encarnación, en base a las necesidades de ese espíritu, realicen su trabajo con libertad. Una máxima del ocultismo es que cuando aprendemos a controlar las fuerzas de la naturaleza no hay que dominarlas a nuestro capricho egoísta, sino colaborar con ellas.

Esto se basa en el hecho de que la voluntad personal, no es sino una manifestación de la Voluntad Una, aunque pensemos que tenemos una voluntad independiente. Tal circunstancia es algo que hay que comprender, y de ese modo aprendemos a colaborar con los designios superiores. No se trata de dejarse llevar, sino de entender que somos una manifestación del Ser.

La unión espiritual, cómo realizarla

Lo primero es aclarar que este tipo de sexualidad nada tiene que ver con una sexualidad desinhibida, sensual o liberal. No incluye otras prácticas que no sea la penetración vaginal, quedando fuera cualquier otra forma como la felación, culilingüis, masturbación, coito anal...

El ambiente es ciertamente importante para la realización del acto. El mejor lugar donde realizar la cópula es el lecho conyugal. La habitación debe ser un lugar aireado durante el día, en el momento del acto las ventanas y puertas deben estar cerradas. Debe estar limpio y ordenado, que dé la sensación de calidez, y no estar recargado de objetos. Puede estar iluminado tenuemente, poca luz, y mejor aún a oscuras. En esa habitación no se debe discutir, o tener conversaciones sin sentido. A ser posible que no entre gente extraña.

Si alguno de los miembros de la pareja practica algún tipo de ejercicio o disciplina esotérico-espiritual diario o periódico este será el mejor lugar, así se cargará de energía espiritual la habitación ayudando con esta atmósfera a la realización del acto.

Es interesante tener un pequeño altar, con algún símbolo, emblema o figura que inspire a la pareja. Puede estar colocado hacia el este, quemar incienso[15] o esencias. Un buen elemento que ayuda a la protección es un pentagrama o pentalfa con la punta hacia arriba, esto aleja y deshace las energías negativas (ver gráfico 4).

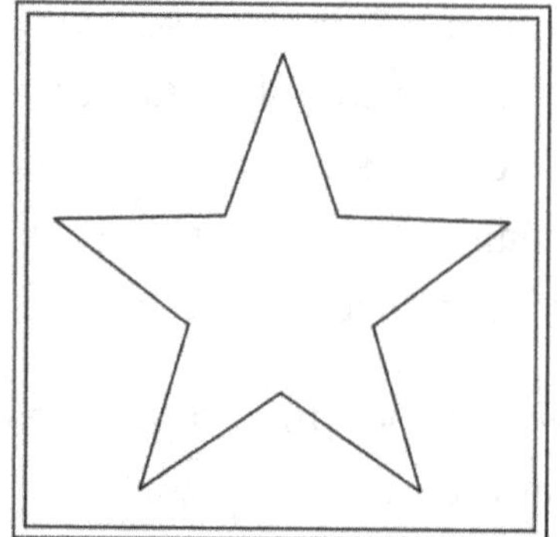

Gráfico 4. Dos modelos de estrella o pentalfa, símbolo de protección.

En la antigüedad, las concepciones sagradas se realizaban en los templos de misterios por poseer la mejor atmósfera para que encarnaran seres superiores. Hoy podemos hacer de la alcoba nuestro templo particular, cuyas colum-

---

[15] Se pueden quemar esencias naturales. Incienso con pastillas de carbón, con o sin mirra, lo cual es ideal para purificar la atmósfera de la habitación y la casa. Las mejores son las varillas de incienso japonés. Cuidado con las hindúes ya que se compactan con bosta de vaca, algo sagrado para ellos, pero que no deja de ser una sustancia de desecho.

nas sagradas serán el hombre y la mujer que componen la pareja.

También es posible que la pareja tenga un lugar en su hogar dedicado a los menesteres espirituales, donde meditan, escuchan música sagrada, oran, ritualizar... decorada con simbología o una ornamentación adecuada y un altar simbólico y práctico. En ese caso la concepción puede realizase en ese lugar, según las indicaciones que daremos más adelante.

Como decíamos, no es un acto sexual meramente carnal o romántico, aunque no está exento de romanticismo y de atracción física; mas siempre guiado por el amor consciente. La motivación debe ser la suma de la atracción y unión física, emocional y mental. Para ello la pareja puede empezar acostados ambos con el cuerpo desnudo, a recorrer recíprocamente sus cuerpos con la mirada, luego con suaves caricias, pasando por la cara, cuello, espalda, pudiendo intercambiarse suaves masajes, como si se exploraran el uno al otro, como si fuera la primera vez que se ven. Luego pasar a dulces y suaves besos por algunas zonas del cuerpo como la cara, los labios, cuello, hombros, espalda, cintura, pechos..., pero nunca los genitales. Todos estos preliminares deben realizarse lentamente, sin prisa, disfrutando de cada momento de manera consciente, sintiendo el cuerpo del otro, e ir logrando el clima de excitación en ambos.

Cuando lleguen a la excitación, empezar con la penetración que se debe hacer lentamente, poco a poco. Si se nota que hay dificultad al realizarla, ir hacia atrás sin llegar a sacar el miembro viril, a no ser que sea necesario, y continuar introduciéndolo lentamente. Cuando la penetración esté completa no se deben hacer demasiados movimientos, tan sólo cuando se note la falta de excitación o flacidez en el miembro masculino, y estos deben ser suaves. Tanto mientras se produce la penetración, como durante el acto en sí, no se debe parar de acariciar y besar a la pareja, según se sienta, uniendo a esto una actitud de felicidad, sintiendo cada momento. Para todo lo descrito es muy importante la comunicación no verbal, la intuición de lo que se debe hacer, y por ello es muy importante sentir al otro.

Además, se debe sentir cómo la energía sexual que reside en los órganos genitales de ambos, asciende por la columna hasta la cabeza, como si de una corriente eléctrica se tratase, y luego de manera más suave se deposita en el corazón. Para esto podemos servirnos de la imaginación y la respiración[16]. Por ejemplo inspirar ambos de manera profunda mientras se siente cómo esta energía asciende desde los órganos sexuales (a veces se siente en la zona del sacrococis) hasta la cabeza por la columna, y al exhalar sentir como la energía llega a nuestro corazón, y de ahí se reparte por la circulación a todo el cuerpo[17]. Cuanto más dure el acto más se realizará la práctica de sublimar la energía sexual, sin que tanto ejercicio nos despiste y se pierda la excitación. Algunas palabras sagradas ayudan a sublimar la energía. Una

---

[16] A ser posible inhalar y exhalar siempre por la nariz.
[17] Existen otras formas y métodos para transmutar la energía durante el acto sexual, la pareja podrá realizar el que mejor les convenga.

es I.A.O[18]., y se pronuncia (ambos a la vez) alargando cada sílaba por separado. Al pronunciar la Iiiii..., la energía asciende por la columna; la Aaaa..., la concentra en la cabeza; la Ooooo..., la fija en el corazón.

Otros muy potentes son los mantras rosacruces Ra y Ma, que se asocian a las fuerzas activa (masculina y solar) y pasiva (femenina y terrestre) respectivamente. Se pronuncian alargando las consonantes y sobre todo las vocales, Rrrrraaaaaaa... y Mmmmaaaaaaa... Primero él con el RA. Luego ella MA. Después ambos a la vez el que les corresponde. Por último ambos a la vez en mantra OM, recitándolo Oooooommm... (jugar con esta vocalización, quizá se encuentre la mejor forma para ambos). De igual modo, al pronunciar cada mantra, sentimos su vibración, que activa y circula la energía por todo el cuerpo, y con el OM notamos que culmina en la cabeza y de ahí al corazón.

También el YO SOY sirve para sublimar la energía, se pronuncia todo junto de manera lenta, a la vez que se visualiza la sublimación de la energía. Otra es AMEN, al pronunciarla se siente vibrar la columna, y se visualiza la energía como en los casos anteriores. La pareja practicará con ellos y se quedará con los que mejor les funcione.

---

[18] Nombre de una divinidad mesopotámica con concomitancias al Cristo Cósmico que estaba próximo de llegar a la Tierra. Usado en tiempos modernos por varias Escuelas de Misterios como la *Golden Dawn*, la O.T.O., Fraternidad Rosacruz Antigua o la Antroposofía. Hace referencia a la fuerza crística que mora en espera de ser despertada en cada uno de nosotros.

En todos los casos, entonarlos en una nota que sea cómoda. Hacerlos 3 veces, y si están entrenados, pasar a 7 veces, como deseen, pero no otra cantidad de veces: con lo que 3 o 7, el simbolismo es importante. Normalmente, la vocalización con los mantras que sea, produce una vibración que se siente de diferente forma en el cuerpo. Además, en general, deja una sensación muy agradable.

Tras las vocalizaciones visualizar que las auras de ambos se unen formando un gran huevo áurico poderoso, de colores vivos y limpios, que los protege a ambos, y les hace crecer anímicamente, y cómo dentro de este huevo se crea un vórtice de energía que asciende y llega a los planos más elevados y sutiles de existencia. Para esta visualización se pueden ayudar de la respiración profunda.

El acto de sexualidad sagrada acaba antes de que se sienta el orgasmo y se pueda producir la eyaculación, separándose ambos de manera pausada, sin brusquedades, a no ser que sea necesario para evitar la emisión seminal. Las parejas que lleven tiempo haciendo el coito sagrado notarán que controlan mejor la llegada de la sobreexcitación que produce el orgasmo, prolongándose la relación mucho tiempo, a veces horas, pero esto tampoco se debe convertir en una carrera maratoniana para ver hasta cuándo duran. La pareja que aguanta mucho tiempo haciéndolo puede retirarte cuando lo considere, a veces cuando desciende la excitación, otras simplemente cuando ellos lo decidan. En cualquiera de las formas o momentos en que se acabe, después de desacoplarse sexualmente, se puede seguir abrazados un rato más y en ese mismo estado ir relajándose y entrar en el sueño de la noche. Por cierto, si se eyacula, no pasa nada. Un poco más adelante lo explicaremos, pero lo que no hay que sentir es culpa, ya que el semen no es lo que se sublima, sino la energía sexual; eyacular o no es una opción. Mucho cuidado con la represión sexual que la mala interpretación del tantrismo ha llevado a muchos en Occidente.

El acto cuyo objetivo sea concebir será igual que el descrito, pero con algunas diferencias. Durante el mismo no se debe hacer el ejercicio de transmutación, sí el de visualizar el huevo áurico y todo lo demás. Sentir y tener claro el objetivo de esta unión, pidiendo antes de unirse, ya sea verbal o mentalmente, a los seres angélicos que les ayuden en esta tarea.

Cuando la pareja esté en un nivel de éxtasis y clima conveniente provocar la emisión seminal por parte del varón y sentir ambos, en especial él, que emite lo mejor de sí mismo con el fin de darle el mejor cuerpo al ser que viene; que el más óptimo de sus espermatozoides hará esta labor sagrada.

Ella, por su parte, sentirá que lo mejor de él se une a lo mejor de ella, que su óvulo está plenamente preparado para ello y contiene en lo físico y energético todo lo que se necesita. Sentir que la concepción está más allá de lo físico, que es un acto cósmico, sagrado, y que son asistidos por seres y fuerzas angélicas.

Al producirse la emisión no deben separarse bruscamente sino seguir unidos y abrazados un buen rato. Fuera la que fuese la postura que tenían en el momento final, cuando se separen, ella se pondrá boca arriba sobre la cama, doblando hacia arriba las rodillas, y las plantas de los pies apoyadas a la cama, de manera cómoda, eso facilita la fecundación. Él no debe perder el contacto físico con ella, quizá con caricias o simplemente el contacto físico, y continuar sintiendo ambos la grandeza de ese momento, pudiendo aprovechar posteriormente para abrazarse con mucho amor, relajarse y entrar, si lo desean, en el sueño.

Si bien en este caso no es necesario hacer mantralizaciones para transmutar la energía, sí se puede hacer alguna, de cara a atraer fuerzas superiores. Caso del I.A.O. o la de RA y MA. Aprovechar el éxtasis que pueden producir, para en ese momento eyacular.

Se le ha dado demasiada importancia a las posturas, sobre todo después de la llegada a Occidente del Kamasutra. Sin embargo, hay que reiterar que es la actitud interior, y no lo exterior lo que es determinante. Sin embargo, algunas posturas hacen fluir la energía más que otras. Una es en la que él está sentado con sus piernas dobladas, no hace falta llegar a la postura del loto completa, y ella frente a él sentada sobre sus piernas, rodeando la cintura de él con sus piernas, abrazados uniendo sus pechos. La típica del misionero es conveniente si lo que se desea es concebir.

Otra es acostados de lado, uno frente al otro, o también acostados de lado pero ella de espaldas a él. En ninguna deben faltar las caricias y el afecto. No es recomendable hacer posturas demasiados difíciles ni contorsiones, no se trata de hacer cosas extravagantes ni exóticas, sino buscar la más adecuada. Se puede variar de postura dentro de una misma unión.

Muchas personas seguidoras del camino esotérico no tienen una práctica específica con su sexualidad y deben saber que por variar la forma de hacer el amor sólo para concebir, cuando siempre lo han realizado de la manera «habitual», no va a cambiar el tipo de alma a encarnar.

Dijéramos que las relaciones sexuales forman una cadena las unas con las otras, dando la nota clave de vibración en el huevo áurico que se crea en las mismas, como si dijéramos una media. Para estas parejas se darán unas recomendaciones además de las dadas al principio de este capítulo. Por un lado, ir teniendo menos relaciones sexuales de las habituales, ir desarrollando en ellas el lado más romántico y sensible, y si no tienen control de la eyaculación, estar como mínimo 14 días sin eyacular antes de la fecha a concebir, y realizar el acto de la manera más parecida a la que recomendamos antes.

Otras personas siguen el camino de la castidad limitando sus relaciones o incuso no teniéndolas. Si bien este tipo de pareja mantiene a su disposición todo el depósito vital de energía, tal actitud tiene, a su vez, ciertos inconvenientes. Debido a la falta de relaciones podrían caer en el exceso de inocencia, incluso de ignorancia y falta de magnetismo, atrayendo en muchos casos un alma pura pero también demasiado inocente, ingenua e inexperta. Para estas parejas se recomienda también el hacer los suficientes preliminares previos al coito para producir una buena excitación y movilización magnética, así luego mantralizar.

Es importante indicar que lo que se sublima no es el semen, a pesar de los muchos desinformados que así lo afirma. Lo que se sublima es la energía etérica que en tal sustancia se manifiesta. De hecho, la castidad o el celibato no llevan sino a la represión. El verdadero ocultismo, el serio, enseña que lo que el practicante de esta vía hace es dirigir esta fuerza para su regeneración. Esto se puede hacer de muchas maneras, y las indirectas son las más efectivas. Muchos rituales grupales e individuales, meditaciones, vocalizaciones, visualizaciones... que practican los adeptos de diferentes Escuelas de Misterios, llevan a sublimar esta energía, sin que ni siquiera el practicante se dé cuenta. En especial la visualización de ciertos símbolos, ayuda en ese proceso.

Con lo que, una relación sexual es mística, por la unión consciente que se mantiene durante el acto, no por el hecho de no eyacular. La diferencia radica en que las relaciones habituales buscan eyacular como forma de llegar al orgasmo y el consecuente placer. En la tántrica, el éxtasis, con o sin eyaculación, es una consecuencia de una unión profunda y grandemente placentera, la cual no se deja llevar por el placer y el deseo ordinario, sino por el deleite y el amor.

Por otro lado, nunca se debe realizar la concepción bajo los efectos del alcohol o de drogas, por muy «naturales» que puedan parecer tales sustancias. El acceso a los mundos superiores bajo esta influencia es a las zonas más bajas del plano astral, atrayendo almas involucionadas. Y, peor aún, aportándoles cuerpos no demasiado óptimos. En el mundo moderno el consumo de alcohol se ha normalizado de manera que es casi lo habitual en la mayoría de la población. Por lo que, no es de extrañar, que gran parte de las concepciones se produzcan bajo la embriaguez de alguno de los dos que realizan el acto sexual, e incluso de ambos a la vez. Y eso no solo bajo el efecto de bebidas alcohólicas, sino de drogas de diferente tipo. Todo lo cual nos hace comprender el bajo nivel evolutivo que predomina en nuestro mundo.

Desde que la madre sepa que está fecundada puede empezar a expresar el amor que siente hacia esa nueva vida que pulula en su interior a través de los ejercicios que hay en el Capítulo 8.

Lo recordaremos y explicaremos con detalle más adelante, pero en cuanto se produzca la concepción, no se recomienda tener relaciones sexuales durante todo el embarazo hasta el final del puerperio.

La imaginación de una mujer encinta es tan fuerte que es capaz de influir en la semilla y dirigir el fruto de su vientre en una u otra dirección. Sus «estrellas interiores» actúan fuerte y poderosamente sobre el fruto, de forma que su esencia queda fuerte y profundamente marcada y es configurada por ellas. Porque en el seno materno el hijo está expuesto a la influencia materna, y está por así decirlo confiado a la mano y a la voluntad de su madre, como el barro a la mano del alfarero. Este crea y modela de él lo que quiere y lo que le apetece.

Paracelso

CAPÍTULO 5

Influencia psicológica en el embarazo

En el primer capítulo nos aproximamos un poco a la historia de la psicología prenatal. Ahora vamos a ahondar un poco más en ella, acercándonos a algunos de sus máximos exponentes, y a los resultados de sus investigaciones.

El primero en investigar la posibilidad de que existiera una vida psicológica fetal fue el Dr. Alfred Tomatis, hace ya más de cincuenta años. El Dr. Tomatis dedicó su vida al estudio de la función del oído en la percepción, comunicación y en los múltiples problemas asociados a algún impedimento en la escucha.

Su trabajo llevó al desarrollo de una disciplina: la Audio-Psico-Fonología y a una innovación del concepto de Escucha, desarrollando el Oído Electrónico, un aparato que estimula el oído humano para conseguir su capacidad plena como receptor.

Para facilitar el procesamiento auditivo correcto al hemisferio izquierdo del cerebro, el centro primario del control para el habla, el Oído Electrónico entrena al oído derecho como el oído «directriz» para escuchar. A través de este estímulo auditivo Tomatis creía que este actúa como una vigorosa ducha acústica, mejora la energía de la madre y aumenta su consciencia, lo que le permite superar el estrés propio del embarazo. Al cabo de pocas sesiones, el ritmo cardiaco y la respiración se serenan, la pared uterina se relaja proporcionando más espacio al futuro bebé, la madre disminuye sus miedos subjetivos para brindarse a una relación más profunda con su hijo. También tienden a menguar los problemas unidos al embarazo como cansancio, angustia, aprehensión o cambios bruscos de humor.

Parece ser que los bebés sometidos a este proceso en la gestación demostraron nacer más fácilmente, llorar menos y ser alegres, activos y con muchas ganas de vivir. Después de nacer demostraron comer y dormir bien, atender a todo lo que sucede a su alrededor y sonreír cuando escuchan música de Mozart. Las madres se sorprendían de la precocidad y aparente madurez de sus hijos.

Sobre esto hay que decir que desde el punto de vista de la ciencia esotérica podríamos denominarlo una forma de estimulación precoz y esa alegría una suerte de hiperactividad, ya que sobreestimula al bebé antes de tiempo a través de estimular a la madre, no dejando que otras funciones propias de esa edad se manifiesten, en especial lo que ese ser trae consigo. En el capítulo 12, dedicado a la educación, se habla detalladamente al respecto. No obstante, si el Método Tomatis se hace tal como su fundador propuso, y se deja espacio para el sosiego y la tranquilidad de la madre, la técnica es muy beneficiosa.

Por otro lado, el primero en dar muestras y evidencias empíricas sobre psicología prenatal fue el psiquiatra Thomas Verny. Este comenzó en la década de 1970 a recoger casuística e información de sus pacientes y de sus colegas que culminó en la edición de un libro que ya es todo un clásico en la materia, *La vida secreta del niño antes de nacer*. En esta obra aporta casos reales de cómo determinadas circunstancias y ambientes que rodearon a la madre durante la gestación fueron causa de traumas, patologías... También de actitudes y cualidades positivas, dependiendo de si estas fueron gratificantes o no para la mamá y el feto. Exponía que este tiene desarrollados sus sentidos desde la segunda mitad del cuarto mes, y que de una manera singular podía escuchar lo que le rodeaba, en especial la voz de la madre, y poniendo el ser por nacer atención en los sonidos que a la madre le agradasen y relajasen.

Una de las conclusiones más interesantes fue que determinadas músicas y melodías ejercían sobre el feto una sensación de bienestar y que este bienestar se manifestaba después de su nacimiento en forma de tranquilidad, capacidad de atención, alegría, aptitudes para la música y el estudio... Pero además también influían en él los hábitos de sueño y alimenticios de la madre, por lo que se empezó a hablar de una educación prenatal, ya que de manera sorprendente el vínculo entre la madre y el nonato era más estrecho de lo que se pensaba, y a través de este canal se comunicaban no sólo en lo físico, sino en lo afectivo-emocional y lo mental.

El Dr. Verny comenzó la realización de otra obra junto a Pamela Weintraud (experta en meditación y relajación), titulada *El vínculo afectivo con el niño que va a nacer*, en el que a modo de curso, exponían para cada semana de embarazo, ejercicios y prácticas de relajación, harmonización, visualización... con la finalidad de influir sobre el feto de manera positiva y de convertir la experiencia del embarazo en algo más placentero y en una bella experiencia para la madre. Todo ello le servía a la gestante para aprovechar esa situación como parte de su proceso de crecimiento como individuo.

A partir de aquí, muchos otros siguieron investigando. Profesionales como David Chamberlain, Rene Van de Carr, Gabriella Ferrari o Gino Soldera, desarrollaron metodologías y programas de influencia para el embarazo, quedando palpable el potencial pedagógico y educativo que se podía ejercer durante el periodo de gestación. Además, en librerías y tiendas de música empezaron a aparecer CD con selecciones de melodías para que la madre escuchara durante su embarazo.

Mención aparte, habría que recordar a Michel Odent y Frederic Leboyer, que estudiaron e investigaron en profundidad, desde los años 70 y 80, la llamada psicología perinatal, la cual estudia la mente del niño en el momento del nacimiento y el parto, teniendo en cuenta la intensidad de este proceso y cómo este impresiona fuertemente en el niño. El Dr. Michel Odent tiene en su honor el haber introducido el agua en el parto y crear los protocolos de parto en agua.

Aun hay mucho por descubrir acerca de la vida fetal, y en especial cómo lo que el feto experimente puede repercutir en su vida posterior. De hecho, algunas escuelas psicológicas transpersonales experimentan con regresiones a esa etapa de la vida para superar complejos y emociones reprimidas. De ahí el interés en hacer todo este proceso lo más placentero posible para ambos, y así evitar posibles traumas y problemas de la personalidad.

Influencia espiritual durante el embarazo

Cuando en este libro se usa el término espiritual es en referencia a la experiencia mística, al equilibrio interior, al camino iniciático, valores morales y éticos, principios ecológicos, pensamientos y emociones superiores. No necesariamente nos referimos a cuestiones de una religión en particular.

La transmisión de estos valores o principios está estrechamente ligada a la de la influencia psicológica. El principio es el mismo, sólo que en la psicológica es por un medio físico-químico, el canal umbilical, mientras que en la espiritual es a través de medios con una naturaleza de carácter metafísico. Cada vez se conoce más sobre la naturaleza oculta del ser humano. Disciplinas como la acupuntura, el shiatsu o la homeopatía responden a esta naturaleza energética, y son medicinas que obtienen sus objetivos y dan óptimos resultados.

La intercomunicación de pensamientos y emociones entre la madre y el feto es posible y para muchos es una manera de despertar cualidades dormidas como la intuición o la telepatía. Sin embargo, el transmitir esos valores éticos, ecológicos, etc, son de vital importancia dado los momentos que vivimos, y los padres deben tener en cuenta que pueden empezar a educar a sus hijos desde el embarazo.

La embarazada que practica relajación, oración, meditación, yoga, tai chi u otras disciplinas similares está transmitiendo a su futuro hijo una vibración especial y mayor capacidad de raciocinio, comprensión, amor, equilibrio, armonía... que le serán muy útiles en su posterior desarrollo como adulto.

Mas hay que dejar claro que no se puede pretender que los hijos nazcan santos, iniciados, con poderes... por el simple hecho de haber realizado estas prácticas durante la gestación, además de que no hay que entrometerse en el desarrollo de su individualidad. Que sean ellos quienes elijan su futuro y modo de vida, el deber como padres es proporcionarles todo lo que puedan para que ellos tengan opciones.

En el siguiente apartado se expondrá algo más sobre la anatomía espiritual, pero recordemos que las prácticas que se dan en este libro sirven tanto desde la perspectiva de la influencia espiritual como la psicológica, ya que ambas se producen por igual, sólo que a diferentes niveles. Todo dependerá de las creencias, conocimiento de las mismas, profundización en sus prácticas, y de la aptitud de los padres. En otras palabras, se crea o no en que existe un alma y un espíritu, o que solo somos cerebro, carne y huesos, estas prácticas ejercerán su influencia.

La naturaleza oculta del ser humano

Desde una perspectiva esotérica, el ser humano está constituido por Cuerpo, Alma y Espíritu. A veces encontramos tales partes con diferente nombre. Por ejemplo, algunos llaman Alma Divina al espíritu. Otros, a alguna parte del alma la llaman espíritu. Lo importante, más que el nombre, es saber a qué se hace referencia en cada caso.

Siguiendo este modelo, el Espíritu, se refiere a la parte eterna, que no varía, la esencia que nos hace seres, y que reencarna de vida en vida. Por otro lado, el alma, a veces llamada Aura o Cuerpos Internos, está por así decirlo dividida en 7 cuerpos, de los cuales observaremos de manera resumida tres. (Ver gráfico 4)

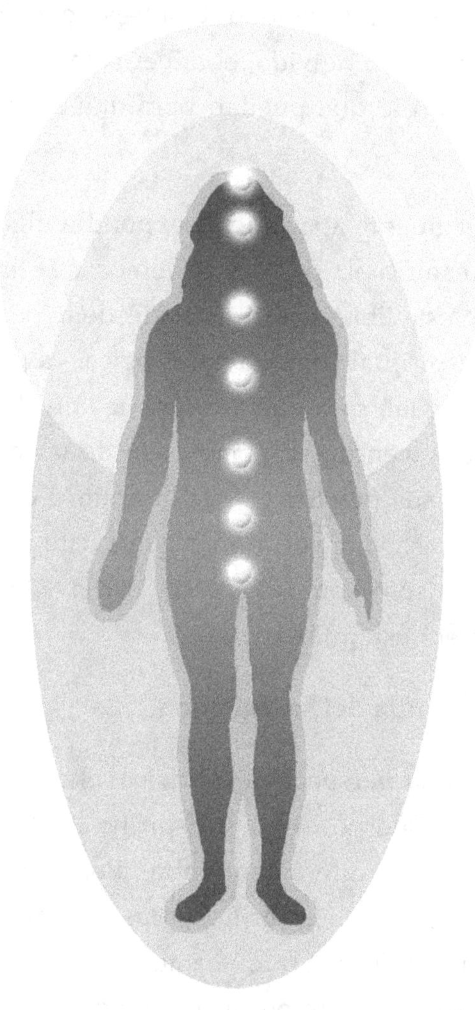

Gráfico 4. Los diferentes cuerpos que componen el aura humana. El físico con tonalidad más oscura. El Vital el siguiente en tonalidad. El Astral un poco más claro que el anterior y con forma ovoide. El Cuerpo Mental el más claro, formando una esfera alrededor de la cabeza. También los siete chacras o vórtices del Cuerpo Astral.

Empezando por el **Cuerpo Vital**. Conocido también como Doble Etérico o Cuerpo Etérico, es el más próximo al cuerpo físico, se encarga de los procesos de asimilación, reproducción, equilibrio térmico, circulación y memoria. Se nutre con la parte energética de los alimentos, del aire que respiramos, y se repone de manera general durante las horas de sueño y descanso, de ahí la importancia de la calidad del sueño. Este cuerpo a veces es llamado energía espíritu, o cuerpo espiritual. Además este cuerpo se encarga de transformar la energía del sol en energía asimilable para el cuerpo físico.

Cuando aparecen con frecuencia la enfermedad, debilidad o agotamiento es síntoma de que este cuerpo se encuentra débil. Durante el embarazo la madre debe comer alimentos sanos y naturales que le puedan transmitir no sólo vitaminas, proteínas, minerales... sino energía vital. Estos deben tener la menor manipulación posible y que no pase demasiado tiempo desde su recolección o muerte, para asegurar que su aspecto vital aún permanece, pues este se desvanece con el paso del tiempo. Por otro lado, es importante que la madre practique respiraciones profundas, que le proporcionen esta energía vital, y por último dormir y descansar todo lo necesario para reponer dicho cuerpo.

En el ser humano, el cuerpo vital nace aproximadamente a los 7 años de edad, cuando se produce la segunda dentición. Este cuerpo y el físico forman una unidad que sólo se rompe en el proceso de la muerte. Además, se le llama doble etérico porque es una réplica exacta del físico, excepto en que es de polaridad contraria a este. Así, en el hombre es femenino, y en la mujer masculino; de ahí que la mujer tenga mayor fuerza interior que el hombre, necesaria, entre otras cosas, para el proceso de gestación. Posee este cuerpo una réplica de las glándulas endocrinas y demás centros vitales, entre los que destacan siete que configuran los vórtices energéticos, no confundir con los chacras de los que hablaremos en el párrafo siguiente. Los vegetales poseen tan sólo este cuerpo aparte del físico, es por ello que al contacto con la naturaleza, en especial montes, cascadas o playas nos recargamos de esta energía. Durante la gestación, en la mujer este cuerpo es más grande de lo habitual.

El siguiente es el **Cuerpo Astral**. También conocido como Cuerpo de Deseos, Emocional o Alma Animal. Es el cuerpo que tiene que ver con las emociones, sentimientos, miedos, sensaciones, rencor, alegría, creatividad... Su color depende de nuestro estado de ánimo. De este modo, el rojo oscuro denota ira, un rojo más puro fuerza de ánimo, etc[19]. El cuerpo Astral nace aproximadamente a los 14 años, cuando llega la pubertad, en las niñas suele ser antes.

La madre debe practicar la relajación para apaciguar los estados de ánimo alterados y ser capaz de conducir adecuadamente sus estados emocionales, y poder transmitir sentimientos de paz, amor, fortaleza y demás sentimientos superiores y constructivos al niño por nacer. Está a su vez subdividido en 7 partes, las 3 inferiores tienen que ver con

---

[19] En el Capítulo 7, en la parte de ejercicios se explica el tema de los colores.

las bajas pasiones, las impresiones y los deseos; una zona intermedia relacionada con la indiferencia y el interés; y 3 superiores relacionados con los estados emocionales gratificantes, el amor, sentimiento fraternal, alegría...

Las emociones inferiores, en especial si son intensas, desgastan el Cuerpo Vital y en consecuencia debilitan el físico. Así, durante las horas de sueño, el Cuerpo Astral se separa del físico y del Vital que siempre permanecen unidos, para que el Vital se pueda recargar y regenere el físico.

En el Cuerpo Astral se encuentran también centros energéticos o vórtices, llamados en Oriente chacras, pero no todos se encuentran en relación con las glándulas endocrinas del cuerpo físico y tienen que ver más bien con el desarrollo de las facultades espirituales del humano. Los animales, además del vital, poseen también este cuerpo aunque sólo las tres primeras partes, y un poco la cuarta.

Por último trataremos el **Cuerpo Mental**. Como su nombre indica, tiene que ver con nuestros pensamientos e ideas. Sus colores denotan nuestro estado mental, y el tipo de pensamientos que nos circundan. Este cuerpo nace a los 21 años de edad. La relajación también apacigua nuestra mente, que normalmente está demasiado agitada. La visualización y el desarrollo de la imaginación contribuyen a su desarrollo y a afirmar positivamente a la madre. Los humanos actuales sólo poseemos las primeras 4 partes de este cuerpo, que en su estado de desarrollo completo estaría compuesta por 7. Las 3 primeras partes estarían relacionadas con la manifestación de elementos de los cuerpos anteriores, y la cuarta del pensamiento concreto, lógica, razón... Practicando la imaginación, la visualización, escucha musical, meditación, concentración, estamos desarrollando los 3 segmentos superiores de este cuerpo, algo fundamental para la evolución futura de la humanidad.

De la misma manera que el cuerpo físico se mueve y desenvuelve en el mundo material, también cada cuerpo sutil tiene su correspondiente mundo. El más denso es el mundo material, ligado a él está el Vital. Luego el Astral en el que nos desenvolvemos durante el sueño[20]. Luego va el Mental, más sutil que los anteriores, por encima de este existen otros mundos o dimensiones relacionados con el espíritu.

El trabajo con la relajación, audición musical y otras técnicas similares, así como los ejercicios descritos en el Cap. 7, ayudan a nutrir y armonizar los cuerpos físico, Etérico, de Deseos y Mental. Por lo que la madre que desee aplicar esta influencia lo debe hacer desde el primer momento en que sepa que está embarazada, incluso antes, para ir entrenándose en ellas, ya que cuanto más se practiquen y se dominen mejor y más profundo será el vínculo.

Existen otros vehículos llamados cuerpos del alma, mas su desarrollo comienza a partir de la etapa adulta y están relacionados con el trabajo espiritual. De hecho, los

---

[20] Ver, en el Capítulo 6, la parte sobre el sueño.

cuerpos antes descritos no concluyen su desarrollo completo hasta el final de la vida, salvo el etérico que concluye a los 28 años, aproximadamente.

Por último, recordar de nuevo que durante el embarazo no se deben tener prácticas sexuales, pues la energía sexual y todos sus órganos físicos y vórtices energéticos, han transformado su actividad, pasando esta a la construcción física y anímica del embrión y el feto. Cualquier actividad sexual en la mujer producirá una interrupción de este proceso, menguando su desarrollo e instalando en su moldeable psiquis un condicionamiento hacia la sensualidad y, más adelante, en su edad adolescente y adulta, a la búsqueda compulsiva de placer sexual, creando niños y niñas demasiado sensuales, caprichosos y/o incapaces de controlar sus deseos y pasiones, baja tolerancia a la frustración... La abstención se recomienda desde la concepción a después del puerperio.

Los defectos de los padres no recaen en niños inocentes, sino sobre almas renacidas de vidas antiguas, cuyas cualidades conservadas les llevan a padres de los cuales reciben nuevos cuerpos, de acuerdo con sus meritos.

Will L. Garver (*Hermano de Tercer Grado*)

CAPÍTULO 6

Preparación para ser madres y padres

Toda pareja que se plantee la posibilidad de traer un hijo al mundo, aunque este no sea el primero, debiera hacerse unas preguntas a modo de cuestionario, para saber si realmente están en posesión de ser el canal más idóneo o si es el momento correcto para hacerlo.

Este cuestionario no pretende ser un test, sino una forma de reflexión ante este importante hecho que es la paternidad y la maternidad. El mismo debiera ser realizado por los miembros de la pareja por separado, apuntar las respuestas de cada uno en un papel, y luego reunirse y ver los resultados. Incluso si se tienen hijos de más de 5 años, se les podría hacer algunas de la preguntas por separado, después de que las contestaran los padres, y nos podría sorprender la capacidad de interpretar y captar la realidad que tienen los menores, siendo sus respuestas un aporte más a estimar en la decisión final.

Vamos pues a exponer un posible cuestionario que puede servir de base, y al que se le podrán incorporar las preguntas que se crea necesario.

1.   ¿Crees que este es el mejor momento para tener un hijo/a? ¿por qué?

2.   ¿Estás en posesión de cualidades físicas y anímicas lo suficientemente estables como para embarcarte en la paternidad/maternidad?

3.   ¿Por qué deseas ser padre/madre?

4.   ¿Qué cualidad te gustaría que trajera o caracterizara a tu futuro hijo/a?

5.   ¿Qué esperas obtener de tu hijo/a?

6.   Si tuviste alguna/s carencia/s en tu educación ¿intentarás por ello dedicarte a que eso no le suceda a tu hijo/a?

7.   ¿Le reprocharías algo a tus padres?

8.   Si volvieses a nacer ¿cómo serían los padres y el hogar que te gustaría tener?

9.   ¿Cuánto tiempo crees que le debes dedicar a tu hijo/a desde que nace?

10.   ¿Consideras que estás unido lo suficiente a tu pareja físicamente?

11.   ¿Y emocionalmente?

12.   ¿Y mentalmente?

13.   ¿Compartís los mismos ideales en cuanto a alimentación, gusto musical, forma de educar, ideas espirituales...?

14.   En caso negativo o contradictorio en algún punto de la pregunta anterior, ¿Cómo lo pensáis solucionar cuando tengáis que tomar una decisión que tenga ver que con vuestro hijo/a?

Las conclusiones que saquéis os servirán de base o «termómetro» para medir la realidad del momento que vivís en vuestra pareja. Pero no os asustéis si descubrís que dais respuestas distintas. Empezad pues a explicar el porqué de estas, pero sin justificaros, con sinceridad. En las diferencias está la complementación y esta es a su vez una buena base para que un niño tenga un buen lugar de desarrollo. Lo que sí es indispensable es que exista comunicación, esa es la base para una relación sana y de una educación estable, y que no se proyecten en el futuro hijo/a frustraciones, y eso es lo que pretende este cuestionario.

Edad y maternidad

En el capítulo 5 hablamos de la naturaleza oculta del ser humano y que el último de sus cuerpos, el Mental, nace aproximadamente a los 21 años. Este cuerpo no se desarrolla mínimamente hasta los 24 años, por lo que la madre no debe concebir antes de esa edad.

En muchos casos de madres adolescentes vemos que el comportamiento de sus niños es muy inmaduro. Podemos deducir que esto se debe a la inmadurez de la madre que de manera educacional se la trasmite al hijo. Pero, además de esto, el ser que encarnó se corresponde con el grado de madurez de la madre y del padre.

El padre debe tener una edad afín a la de su compañera. Desde una óptica espiritual, se recomienda que él sea mayor en al menos 2 años a la madre. Recuérdese que las mujeres maduran antes que los hombres, de esa manera se produce un equilibrio. Pero cada caso es un mundo y los niveles de madurez no se corresponden siempre con la edad.

Por otro lado, a los cuarenta años comienza la edad crítica de la mujer, en la que hay un mayor riesgo de que el bebé nazca con alguna minusvalía psíquica. En el caso del padre a partir de los 50, cuando de manera muy lenta comienza el declive en la calidad del semen. Sin llegar al límite de estas edades, cualquier espera para concebir, es buena siempre que redunde en crear unas condiciones mejores para recibir al nuevo ser, y para el crecimiento espiritual de los futuros padres.

Sueños

El mundo de los sueños, el mundo astral o de deseo, es el lugar donde el ocultista entrenado obtiene inspiración e información para su desarrollo. En esoterismo se sabe que cuando dormimos los cuerpos Astral y Mental se despegan del cuerpo físico que permanece en el lecho unido al vital. A este mundo astral normalmente vamos con un nivel de conciencia muy bajo, lo que hace que por un lado apenas traigamos recuerdos de él, y además que en ese mundo estemos soñando, sin control, ya que en gran parte de la noche estamos procesando las impresiones recibidas durante el día.

Pero, como decíamos, la persona que se trabaja a sí misma, que practica ciertos ejercicios espirituales, puede al menos empezar a recordar con mayor nitidez sus sueños, y con el tiempo empezar a tener chispazos de consciencia en ellos, llegando una noche a despertar por completo en este mundo astral, y alguna vez incluso conseguir desdoblarse de su cuerpo de manera consciente y a voluntad.

Dentro del esoterismo serio las técnicas para despertar en el mundo astral o de los sueños, no consisten en métodos basados en respiraciones orientales, ejercicios parapsicológicos, o técnicas de control mental. Estos métodos se basan en el uso de ciertas afirmaciones y palabras de poder, conocidas en oriente como mantras. También en ejercicios de concentración, meditación y visualización.

Una técnica parecida es la **Incubación del sueño**, que consiste en que llevamos al sueño alguna idea de la que deseamos tener más información, o respuesta. Para ello, antes de dormirnos, trasladamos tal pensamiento hasta dormirnos. Este es como una semilla, que siembra en la subconsciencia el deseo de que a lo largo del sueño se nos revele algún significado o respuesta. Tal significado, puede venir de distintas formas durante el sueño. A veces es una voz, una alegoría, un extraño sueño... Además, puede que no se produzcan resultados las primeras veces, hay que insistir hasta obtener la respuesta.

Si deseamos tener un **sueño lúcido**, o **viaje astral** como se le dice en el mundo oculto, tenemos que proceder de otras maneras. Hay dos tipos de técnicas, las directas y las indirectas. Las directas, consisten en intentar entrar conscientes en el sueño con lucidez desde que nos acostamos. Son complejas, y se requieren meses, a veces años, para empezar a tener resultados. Se realizan mantras, que relajan la mente para lograrlo. Por ejemplo, el mantra RA, pronunciado (rrrrrrraaaaa), alargando la consonante y la vocal, realizado varias veces. Previamente, hay que hacer una relajación profunda, y tener el deseo de lograr desdoblarnos del cuerpo, y viajar por el mundo astral. Como decíamos, es muy complicado lograr hacerlo, requiere de mucha práctica.

Luego están las técnicas indirectas, en las que lo que se intenta es despertar mientras soñamos, darnos cuenta de que estamos soñando. Hay varias formas, la más habitual, es preguntarnos a lo largo del día si estamos despiertos o no, y tomar consciencia de nuestro cuerpo y el lugar en el que estamos. Otra es, unir a eso, el agarrarnos un dedo de la mano, y tirar de él, mientras nos preguntamos si estamos soñando. Hay que ser persistentes, preguntárnoslo a lo largo del día, mínimo unas 6 o 7. En caso contrario, no se pueden esperar resultados. De repente, mientras dormimos, nos podemos hacer esa misma pregunta, y darnos cuenta de que estamos en el mundo de los sueños.

En cualquiera de los casos, es importante, en el momento de despertarnos, en el que los cuerpos astral y mental entran otra vez en el físico, mantenernos concentrados con la mente en blanco, para poder recibir todo lo que nos viene del mundo onírico. Esto hay que hacerlo tengamos o no resultado, pues a veces la respuesta llega a lo largo del día, brota en nuestra mente de alguna forma. Además, en caso de haber logrado el sueño lúcido, podemos recordarlo con más claridad.

Aclaremos que son muchas las inspiraciones que las madres embarazadas y los padres en espera reciben de los sueños. En ocasiones se dan en el lenguaje simbólico, que es el usual en los sueños. Conviene, pues, hacerse con una libreta o diario de sueños y apuntarlos, ya que muchas veces su significado es comprendido tiempo después. Aunque parezca increíble, incluso hay casos en los que se ha aparecido un ser espiritual o angélico que les revela la naturaleza del ser a encarnar, como en el episodio evangélico[21], e incluso soñar con el ser que va a nacer. Esto último se ha dado en madres incluso antes de quedarse embarazadas.

En caso de despertar en el sueño, podemos allí pedir respuesta a alguna duda, así como orientación en torno a la maternidad/paternidad.

Elección del nombre

Uno de los temas más espinosos cuando se decide tener un hijo es el del nombre. El tema ha llegado a producir enfrentamientos severos, pues se juntan intereses familiares, apetencias, y en el caso de las parejas que siguen un camino espiritual, el darle un nombre con reminiscencias esotéricas, como el de un ángel, de un maestro espiritual, un ser de sabiduría...

En el apartado anterior hablábamos de los mensajes oníricos y es que muchas madres soñaron incluso el nombre

---

[21] El episodio de la anunciación a los padres de Juan el Bautista, o al padre de Jesús que se repiten en diferentes mitos de muchas culturas.

de su futuro hijo, ya sea porque algún personaje del sueño se lo dijo, en forma de símbolo, o de alguna otra forma.

Una buena manera de solucionar el problema del nombre es usar una técnica de incubación de sueños. De este modo, la pareja escribirá una lista, con no más de diez, de los nombres que les gusten para el futuro ser, tanto de niña como de niño, ya que se supone que aún no saben su sexo (en caso de que sí lo sepáis, hacer solo género correspondiente). Leer esa lista de manera relajada antes de dormirse, hacerlo varias noches uno o dos días salteados a la semana, y al despertarse recordar el sueño usando la técnica de concentración matinal, y observar si algo se reveló. La respuesta a veces viene meses después de empezar el ejercicio. Incluso hay madres que lo tuvieron la noche anterior a dar a luz. No necesariamente se revela en una noche en la que se leyeron los nombres.

Si en el transcurso del embarazo se recibe un nombre este se apunta. A veces aparece otro más adelante, lo cual puede indicar un nombre compuesto, o que se debe cambiar. En caso de duda antes de dormir pedir mentalmente que se revele solución ante esto. Generalmente es a la madre a quien se le suele revelar el nombre, pero en algún caso es al padre, casi siempre cuando va a nacer una niña. Si el nombre obtenido es el de un sexo, y nace de otro, se podría cambiar de género el nombre, por ejemplo de María a Mario, pero la verdad nunca he conocido un caso donde eso se diera.

Una invocación de ayuda

A principios del s. XX, un destacado miembro de la Sociedad Teosófica, llamado Geoffrey Hodson y de nacionalidad inglesa, que tenía desarrolladas unas notables cualidades clarividentes, se dedicó a utilizar estos poderes y observar qué le sucedía, desde el punto de vista oculto, a una mujer embarazada durante su gestación a partir del cuarto mes. El resultado de su estudio fue publicado en un pequeño libro titulado *El milagro del nacimiento*. Aparte de esta obra, desarrolló un interesante trabajo teniendo como base la colaboración con diferentes seres angélicos, según las especialidades de estos, diseñando invocaciones para pedir su colaboración en determinados procesos, como podía ser la curación, el trabajo en la naturaleza, o el de los Ángeles del Destino: los encargados del proceso de la vida.

Vamos a exponer una versión libre de esta invocación, menos orientalizada, y más cercana a la tradición de Occidente.

A los Ángeles Constructores y del Destino:
¡Salve, huestes Angélicas constructoras!
Venid en nuestro auxilio.
Ayudad a este nuevo nacimiento
En el mundo de los hombres.

Fortaleced a las madres en sus dolores.
Enviad vuestros Ángeles de bien,[22]
Que atiendan el lecho del nacimiento
Y asistan a la alborada

---

[22] Puede en ese instante nombrarse y/o imaginarse el nombre de la mujer o mujeres embarazadas, o también el de un hospital materno infantil.

De esta nueva vida.
Dad al niño que viene
La bendición del Señor.

¡Salve, huestes Angélicas constructoras!
Venid en nuestra ayuda.
Ayudad a este nuevo nacimiento
en el mundo de los hombres,
y que su divinidad pueda verse en libertad.

Una sencilla oración, repetida a ser posible cada día durante la gestación, por el padre o cualquier otra persona, que no sea la madre, envía una fuerza benéfica a la gestante, en especial ante cualquier problema que pudiera surgir durante el embarazo. Lo recomendable es que se haga a primera hora de la mañana; es el momento más indicado para su efectividad.

Para el hijo que no llega

Algunas veces, la concepción no se produce a pesar de que los padres están sanos, se han analizado y todo parece estar bien. La causa oculta es que las almas asignadas a unos padres esperan el mejor momento para su desarrollo, y en otros casos la necesidad de una mayor madurez y desarrollo humano de los padres que se produciría a través de algún hecho, tras el cual se produce la concepción. Otras veces la causa oculta es que si los padres viven en constante lucha y discusión, crean un medio ambiente que es rechazado por el ser a encarnar, lo que suele en ocasiones somatizarse como abortos espontáneos.

De todos modos, para los deseosos en convertirse en padres existen una ayuda mágica espiritual totalmente inofensiva y muy efectiva. El ser encargado del proceso de la vida es el arcángel Gabriel, que rige la Luna, su día es el lunes de nuestra semana.

Pues bien, consiste en que en la fecha en que la pareja decida concebir, buscar el primer lunes anterior a esta que coincida con cuarto creciente lunar. Pedir, a ser posible, a primera hora de la mañana en la misma alcoba, a este ángel su ayuda para que se produzca la concepción. Hacerlo al menos hasta el día de luna creciente en que coincida con el periodo fértil de la mujer (lo ideal es lo más cercano a la luna llena). También, antes o durante el acto sexual, mentalmente pedirle al ángel Gabriel ser padres para traer el alma correspondiente y servir de puente para su evolución. Siempre debe recitarse con emoción y convicción.

Una forma de invocación u oración podría ser así:

Ángel Gabriel, regente de la luna,
Envíame tus ángeles del destino
Que me ayuden a concebir, gestar y alumbrar.
Me comprometo a educar a ese ser,
Ayudarle en su evolución.
Mas no se haga mi voluntad
Sino los planes del universo.

Gracias, elevado Ángel Gabriel
En el nombre del Ser Supremo,
De la Conciencia Cósmica
Y de la Fuerza Divina.

Esta es sólo una idea de invocación, y cada cual puede elaborar la suya. La pueden realizar también parejas que no tengan problemas de concepción, y que simplemente deseen recibir una ayuda especial. Lo debe hacer la madre, y si es en compañía del padre será aun más efectiva, tal como se recomendó en el párrafo anterior. Recordemos que debe haber intensidad emocional y concentración, sintiendo cada palabra, no se trata de repetirla mecánicamente; no es una oración religiosa.

En el Capítulo 8 se propone, en el Ejercicio 1, una práctica para realizar durante el embarazo, variándola al final para hacerla antes de la concepción como ayuda para lograr la misma. Sería conveniente combinar la petición anterior con esa práctica, para obtener mejores resultados. Primero dicho ejercicio y luego la invocación.

En el caso de querer ayudar a una mujer (sea la propia compañera, otra mujer, o una pareja) que desea tener un hijo, se puede decir con reverencia:

Ángel Gabriel, regente de la luna,
Envía tus ángeles del destino
Para que ayuden a (nombre de la mujer o de los miembros
de la pareja)
A concebir, gestar y alumbrar.
Para que un nuevo ser pueda encarnar
Y evolucionar en nuestro mundo.
Mas no se haga mi voluntad
Sino los planes del universo.

Gracias elevado Ángel Gabriel
En el nombre del Ser Supremo,
De la Conciencia Cósmica
Y de la Fuerza Divina.

La música es la intermediaria entre la vida espiritual y la vida física, y es una revelación mayor que toda la sabiduría y la filosofía juntas.

Ludwig van Beethoven

CAPÍTULO 7

Música y canto

La música es una de las herramientas fundamentales para trabajar con el niño por nacer. Gran parte de los músicos del pasado fueron miembros de escuelas esotéricas como la masonería o la rosacruz, y muchas de sus obras están inspiradas en sus experiencias en los planos espirituales, y estas melodías manifiestan los beneficios y cualidades de estos niveles superiores.

El canto de bienvenida

El canto o canción de bienvenida será una herramienta y un aliado poderoso para la madre y el padre. Como su nombre indica, este canto es una manera de dar la bienvenida al ser que va a encarnar en esa familia en particular. Es preferible el cantar o tocar un instrumento ante la mamá gestante que escucharla de una grabación, por mucha calidad que tenga esta o el equipo de sonido. Cada instrumento tiene una característica, un temperamento, y una relación con la energía de cada uno de los elementos de la naturaleza, (tierra, agua, fuego, aire). Pero la voz humana tiene que ver con el quinto elemento (éter), y con la consciencia. Es por esto que la voz humana, aunque desafine, es lo mejor para trabajar durante la gestación. Esto no significa que, además del canto, en otros momentos no puedas usar distintas melodías.

Desde que los padres estén pensando en traer a este mundo un bebé, deben ir buscando una melodía sencilla, fácil, a ser posible de escala pentatónica, la mayoría de las nanas y canciones de cuna lo son, también muchas canciones tradicionales, y se caracterizan por ser sencillas. Podemos escoger una melodía de un tema de música clásica, Bach, Mozart o Vivaldi por ejemplo, y transformarla en una melodía más sencilla si hiciera falta. En la próxima sección de este capítulo exponemos una serie de estilos musicales que no debemos usar, tampoco los debemos usar para la melodía del canto.

Elegida la melodía, los papás, siempre que sea posible, la harán en conjunto, podrán tararearla, en principio sin letra alguna, sólo entonar la melodía.

Cuando la mamá esté por fin embarazada empezarán a incluirle letra a la canción. Al principio algo sencillo, donde la idea es empezar, por ejemplo, a presentaros a él, decirle que lo aceptáis y queréis, que lo invitáis a entrar a la vida junto a ustedes. De este modo, semana a semana, mes a mes, esa canción irá creciendo, como irá creciendo la barriga de la mamá y el bebé que está dentro.

Si alguno de los dos sabe tocar algún instrumento podéis acompañarla, en especial la flauta dulce, de pan, o la lira. Si tenéis otros hijos, ellos pueden participar, y es un buen trabajo para luego amortiguar los posibles celos.

Cuando el bebé nazca continuareis con esta sencilla composición, le podréis incluir su nombre, así como usarla para despertarlo, bañarlo, vestirlo...

Música para la gestación

Se ha podido observar cómo el feto relaja su ritmo cardiaco al escuchar música clásica, por ejemplo con algunas obras de Mozart, Bach o Vivaldi. En especial aquellas que su ritmo y cadencia corresponden a los ritmos cardiaco y cerebral característicos del estado de tranquilidad y de relax. Por ello, estas músicas inducen a transportarnos a esos estados de serenidad. Además, hoy también contamos con melodías inspiradas en el jazz, el folk o del tipo *New Age*, en las que se encuentran músicas o temas que también consiguen crear bellas melodías a la par que transmitir esos estados de tranquilidad.

Parece ser que las mejores melodías para los bebés por nacer, y los ya nacidos hasta los 5 ó 7 años, son las basadas en escalas pentatónicas, como se indicó en párrafos anteriores. Es mejor no caer en temas de jazz, demasiado monótonos y ruidosos, algunos de *New Age* que más bien aburren y carecen de melodías; o en el folk, demasiado ligeros para el objetivo que se persigue.

Lo interesante es que las madres encuentren entre estas músicas aquéllas que les gusten e inspiren, y utilizarlas para la relajación, meditación y visualización, de manera consciente. Haciendo incluso selecciones, por ejemplo, realizar grabaciones por los estados que producen como relajantes, inspiradoras, místicas, introspectivas, alegres, sueño... y así utilizarlas según el tipo de ejercicio a realizar.

Las melodías deben ser tranquilas a la par que melodiosas, ya que la melodía es como la voz que narra la historia o sentimientos que el autor pretende trasmitir. Y aunque sean de cadencia relajante no deben carecer tampoco de ritmo, pues este ayudará a estar despiertos y alertas a los estados interiores.

Es importante que la música trasmita un sentimiento profundo, para ello es importante el tipo de música a escuchar, pero lo es más el estado de consciencia y la motivación que se tenga al hacerlo. Así, si la mamá pone toda su atención en la escucha, obtendrá unos resultados excelentes. Pero si es capaz de hacer esto a la vez que siente al bebé en su barriga y le trasmite lo que siente, entonces se creará un círculo trasmisor de amor y luz, en el que la mamá y el bebé serán los emisores y receptores, retroalimentándose ambos de esa experiencia. Por ello, debemos aprender a escuchar la música de manera consciente y que esta guíe nuestra imaginación sin que perdamos la noción de nosotros mismos, sin perder la capacidad para percibir nuestro cuerpo y mente. Esto sólo se adquiere con un poco de entrenamiento constante y de práctica, por ello es bueno hacerlo incluso antes de estar embarazada.

También se ha podido observar cómo algunos estilos y autores desagradan a los fetos, debido a que sus melodías les aceleran los ritmos cardiaco y cerebral. Por ejemplo, en general, la obra de Beethoven o la de Hayden, el pop, hip hop, Disco, Salsa, Merenge, funk, jazz y especialmente el rock, heavy metal, rap, hard core o el reguetón, no son en absoluto recomendables. Aún cuando en el pop existen algunos pocos temas que pueden ser útiles debido a que sus melodías también inducen a estados de tranquilidad. Algunos problemas de hiperactividad y déficit de atención pueden tener entre sus causas el que la madre estuviera habituada a la escucha de músicas de este tipo.

Aquí expondré algunos autores y obras muy recomendables, mas la madre es la que debe encontrar entre estas y otras melodías las suyas.

Clásica:

Bach: Los Conciertos de Brandenburgo, Suites Orquestales, *El libro de Ana Mª Magdalena*, conciertos para violín 1041, 1042 y 1043, conciertos para oboe 1053, 1055 y 1059, y Corales de las cantatas.

Mozart: Muchas de sus obras, las más tranquilas. Buscar en ellas lo que inspire, como los conciertos de piano, especialmente el nº 21. También son recomendables para relajarse: K331, K170, K131, K84, K63, K407, K581, K174, K287, K172. Más indicadas para escuchar y atender son: K448, K527, K448, K158, K136, K100, K527.

Vivaldi: Este parece ser el que más gusta a los bebés por nacer. Se recomienda especialmente *Las cuatro estaciones*. También *El concierto en Re Mayor para Guitarra*, o el de oboe y violín.

Händel: *Concierto para Arpa en Si bemol mayor*.

Tchaikovski: *Suite Cascanueces*.

También los cantos Gregorianos, en especial para obtener estados elevados de consciencia, así como una experiencia mística. Aunque hay madres que se sienten algo atrapadas por el espacio que esta música genera, y prefieren otros tipos de melodías místicas.

Músicas alternativas:

Deuter: *Sands of Time, Cicada* y *Spiritual Healing*.

Joel Fajerman: *Invetions of life*.

Terry Oldfield: *Cascada, Estrella del Cielo, Out of the depths* y *All the rivers Gold*.

Ray Lynch: *No blue thing* y *Deep breakfast*.

Susane Ciani: *Heart Land* y *Hotel Luna*.

Resulta muy interesante la música interpretada con flauta de pan, por los efectos armonizadores y transmisores de confianza para el bebé, en especial la interpretada por George Zamfir y muy especialmente los álbumes *Harmony* y *Romance*, así como el álbum *Bluebird* de James Last. Alan Stivell, *Renaissance of the Celtic Harp*. Algunos discos de Enya como *Watermark* o *The Celts*, pueden ser interesantes, aunque algunos de sus temas son algo monótonos. Y el ya recomendado de Terry Oldfield *All the rivers Gold*, es un buen disco inspirado en la música celta. También algunos otros de música celta, pero aquellos tranquilos y no mezclados con pop.

También músicas étnicas como la andina y otras sudamericanas. Además existen discos con selecciones de temas especiales para embarazadas, que se suelen encontrar con cierta facilidad, están bien. Pero para las personas que les gusta y saben de música, les pueden resultar demasiado amorfos.

De todos modos, los temas de música clásica que comentamos al principio, son las que más profundamente transmiten principios espirituales. Vivaldi, Bach y Mozart, tienen un nivel de sofisticación y profundidad, que no ha sido superado por otros músicos, ni clásicos ni de otro tipo.

CAPÍTULO 8

Ejercicios y prácticas

Hemos de suponer que se han puesto en práctica los consejos dados en los capítulos 2 y 4. En cualquier caso, no está de más repasarlos, ya que algunos de ellos siguen siendo recomendables para la madre durante su embarazo. Por ejemplo, el no tomar sustancias como alcohol, tabaco o café; hacer ejercicio (natación, yoga o tai chi), mas no se deben hacer ayunos pues podría afectar seriamente el embarazo. Recordar que, si se desean seguir los consejos del sendero espiritual profundo, durante el embarazo no se aconseja tener prácticas sexuales de ningún tipo, esto no excluye las manifestaciones de cariño y ternura entre ambos como besos, caricias o abrazos.

Desde que la madre recibe la noticia de su nuevo estado debe saber que si desea fortalecer y estrechar el lazo afectivo que la une con su, primero embrión y luego feto, puede valerse de una serie de ejercicios, prácticas y consejos básicos.

Ya son muchas las parejas que agradecen que sus hijos e hijas hayan nacido bajo las beneficiosas repercusiones de programas para el embarazo, y también son muchos los niños, algunos ya hombres y mujeres, que se alegran de que sus padres les transmitieran amor, equilibrio y consciencia desde que aún eran embriones. Por lo que se puede tener la tranquilidad de que lo que va a hacer es del todo positivo para la gestante, y especialmente para la criatura por venir.

En muchos de estos ejercicios se usará el canto de bienvenida. También hacerse con una selección de temas musicales de al menos una hora, grabándola en un móvil, tablet o pendrive. Recuerda que no es conveniente hacer estos ejercicios justo después de comer, hay que dejar, al menos, hora y media. Lo ideal es en la mañana y si no, en las horas de la tarde.

La respiración será básica en todos los ejercicios. Esta debe realizarse siempre que se pueda por la nariz, tanto al aspirar como al exhalar, de manera pausada, profunda, llenando vientre y pulmones. Nunca debe hacerse forzando o con ansiedad, sino tranquila y suavemente. Realizaremos una respiración completa, esto es, que no sólo llene el pecho, sino también la zona baja del pulmón, por lo que debemos sentir como si la barriga se llena. Es importante hacerlo con ropa cómoda que no apriete ninguna parte del cuerpo

Leer todos los ejercicios antes de realizarlos para que se tenga una visión de conjunto, ya que cada uno de ellos forma parte de un todo. Practícalos con tranquilidad, y no hacerlo nunca forzada; si no lo deseas o incluso si con algún ejercicio no te sientes bien, no lo hagas. Puedes modificarlo para que te sientas una con él.

En caso de embarazo múltiple, cambiar lo singular a plural, imaginar que son varios los que están desarrollándose en tu interior, y no uno sólo, y que todos reciben por igual la energía y atención que les dedicas.

1- Inspiración matinal

Este es un ejercicio para hacer por las mañanas. Después de asearse y antes de desayunar, tomarse un vaso de agua. Se realizará en algún lugar especial de la casa, quizá en el altar personal, en el cuarto de dormir, o en el lugar que tú hayas elegido. El ejercicio comienza sentándote cómodamente, y con los ojos cerrados, imagina el sol frente a ti. Suelta todo el aire de tus pulmones y empieza a inhalar conscientemente, imagina que la fuerza vital de ese sol llega a tu vientre y te llena de una luz blanca maravillosa, luego exhala imaginando que eliminas lo negativo. A continuación imagina que esa luz con la que te has cargado influye positivamente en el bebé que llevas dentro y también en ti, dando a los dos una energía extra para ese día. Repite lentamente, con profundidad y sentimiento:

FUERZA DIVINA DEL AMOR
DEPOSÍTATE EN MÍ
CRECE CADA DÍA
JUNTO A LA VIDA QUE LLEVO DENTRO

Haz una respiración profunda y luego di la afirmación YO SOY LA VIDA QUE FLUYE PLENAMENTE, tres veces.

Al final debes sentir una emoción, un anhelo, un ideal hacia el ser por nacer. Ese ideal puede ir unido a tus deseos de que sea un gran ser, un alma evolucionada, con una misión en la vida, alguien que traerá justicia, paz, soluciones o buenas nuevas a nuestro mundo, o simplemente alguien que vivirá plenamente su vida. Si cada día lo haces, incluso desde antes de quedarte embarazada (algunas empiezan a realizarlo años antes de tenerlo) te ayudará a atraer un ser evolucionado. Esos hierofantes, iniciados y almas glorificadas que tanta falta hacen en este mundo en que vivimos y que vienen con una misión a desarrollar en este plano físico.

Haz este ejercicio cada mañana, desde el primer día de embarazo, hasta el final. Es importante que sientas el aire como un elemento purificador y conductor de esa fuerza-energía que llega del sol. Para ello procura que el lugar no esté viciado. Es conveniente hacerlo siempre en el mismo sitio y a ser posible a primera hora de la mañana. Si tienes oportunidad también lo puedes hacer en la naturaleza, por ejemplo, al amanecer frente al sol.

Por la noche en la cama, antes de dormirte, puedes de nuevo sentir esos mismos deseos y anhelos hacia la vida que vas a tener. Sólo realiza la última parte del ejercicio (justo la del párrafo anterior), sin la visualización, las respiraciones o las afirmaciones. Estate atenta a los sueños, alguno puede ser revelador sobre la individualidad que va a encarnar, y está relacionado con lo explicado sobre los sueños y el nombre en el capítulo 6.

Este es un poderoso ejercicio energético que os hará tener más fuerza durante la gestación a los dos. Pero, además, hará que se cree un vórtice de energía amorosa que influirá en el desarrollo psíquico del ser gestado, elevando las vibraciones mientras se forma y desarrolla en tu vientre.

Hay que decir que el ejercicio en general es realmente efectivo, pero sobre todo el máximo poder está en la última parte, en la proyección de emociones, pues haciéndolo cada día se genera un centro de energía muy poderoso. Procura que los deseos y anhelos que envías no sean tus frustraciones y complejos proyectados. Nunca se debe imaginar nada sobre el sexo del bebé, ya que pudiera no coincidir y esto podría acarrearle problemas de identidad.

Cuando estés con las contracciones y el parto, el traer a tu imaginación esas emociones, aspiraciones e ideales en torno al nuevo ser, te pueden ayudar a superar y sublimar los dolores.

2- Escucha musical

El ejercicio que ahora vamos a describir no es necesario si te has decantado por crear el Canto de bienvenida, a no ser que te guste y aparte quieras realizarlo, ya que ambos son beneficiosos, siempre realizados por separado.

Este ejercicio es bueno llevarlo a cabo desde el primer momento que sepas que estás embarazada. Busca un momento del día que no seas molestada, siéntate cómodamente en un sillón, pon la selección de música al volumen adecuado, esto es, lo suficiente para escucharla bien, pero sin que resulte molesta. Comienza a realizar respiraciones profundas, siempre inhalando por la nariz y exhalando, a ser posible también por la nariz, y sumérgete en su escucha, relájate y déjate llevar por las melodías, siente lo que ellas quieren decir y comunicar. Recuerda que no hay que dormirse, ese no es el objetivo, sino permanecer despierta y alerta a tu estado interior. Procura que ningún pensamiento te aleje del ejercicio. Lo ideal es entre 30 ó 45 minutos, pero sé tú la que marque el tiempo, en principio puedes estar de 15 a 25 minutos.

Practícalo al menos 3 ó 4 veces en semana. Es ideal hacerlo en la mañana, pero también cuando llegues cansada de trabajar, donde tu mente y cuerpo necesitan parar ante un día de estrés. Por cierto, no uses auriculares, pues tiene que ser escuchada también por el bebé.

No debes realizarla mientras trabajas, haces las labores del hogar, o conduces, solamente como aquí se explica. Si deseas escuchar melodías agradables durante el día lo puedes hacer mientras realizas alguna tarea, pero ello no es sustituible por la práctica ahora descrita.

Uno de los efectos rebote de este ejercicio es que una vez que el niño/niña ha nacido, al escuchar esta selección de música, le produce un estado de tranquilidad muy útil para momentos de fiebre, intranquilidad, algún dolor de estómago, dientes que salen...

Si decides parir en la clínica recuerda también llevarlo cuando ingreses, así como algún aparato para escucharla, y habla con tu médico o matrona para que te deje ponerla en el momento del parto.

3- Relajación consciente

El ejercicio básico para realizar durante todo el embarazo, al menos una vez al día, es el de la relajación consciente. Consiste en ir relajando cada una de las partes de nuestro cuerpo, empezando por los pies, pasando a las pantorrillas, rodillas... hasta que llegues a la cabeza, imaginando que se van relajando. Para ello, visualizaremos cómo al exhalar el aire que sale por nuestra nariz, esa parte del cuerpo pierde tensión, se distiende y le damos mentalmente la orden de que se relaje. Así, recorriendo el cuerpo hasta llegar a la cabeza. Luego relajaremos nuestra mente, ayudándonos también de nuestra respiración, al exhalar observaremos cómo el flujo de pensamientos desciende hasta llegar a un estado de armonía y tranquilidad que podrá durar un buen rato. En principio, con 10 minutos está bien, lo ideal está en 20-30 minutos. Aunque las mamás entrenadas en estas técnicas pueden llegar fácilmente a la hora, e incluso más, pudiendo aprovechar esta práctica como una meditación.

Para acabarlo, hacer de tres a cinco respiraciones profundas, moviendo poco a poco el cuerpo y recobrando el estado habitual.

El objetivo de este ejercicio es empezar a tener un control sobre el sistema nervioso, ser capaces de serenarnos en momentos de intranquilidad. Además, este ejercicio servirá de preámbulo para otras prácticas, ya que introduce en un estado de serenidad y de conciencia que exalta la capacidad de concentración y sensibilidad.

Podrán apreciar su parecido con algunas técnicas de yoga o *mindfulness*. Se puede sustituir por alguno que la madre ya conozca y domine, basado en estas u otras técnicas, como las del esoterismo occidental, el mismo yoga o el budismo, siempre que sirvan para lo antes descrito.

Se debe buscar un momento del día donde no se reciba ninguna molestia, desconectar el teléfono, buscar un sitio cómodo, como un sillón que permita tener la espalda recta sin que apriete o duela. A ser posible no acostada (pues si te duermes no obtendrás el resultado esperado), y acompañada de esa selección de música clásica o relajante que más te inspire.

Hay que apuntar que la respiración es el eje del ejercicio y esta debe ser el centro de tu atención, debiendo inhalar y exhalar profundamente, como describíamos en párrafos anteriores, llenando bien los pulmones tanto su parte baja como la alta. Cuando exhalemos sentir cómo se desvanece toda tensión, consiguiendo así una correcta relajación. Si la realizas escuchando tu elección de música, o mejor aún, con el canto de bienvenida, puede sustituir el ejercicio 2, a partir del tercer mes de embarazo. Verás que casi todos los ejercicios que vienen a partir de ahora comienzan con esta relajación, ya que propicia el estado psicológico y físico adecuado para realizarlos.

Con la práctica llega un momento en que con sólo unas respiraciones consigues relajarte. Siempre fíjate bien en la zona de los hombros y cuello, son las que más acumulan tensión.

4- Visualización arquetípica

Desde el comienzo del embarazo, es recomendable hacer este ejercicio. Se comienza realizando una relajación como la del ejercicio 3, y se podrá acompañar con música si se desea. Consiste en visualizar diferentes símbolos arquetípicos básicos, empezando por formas simples a más complejas, como podrás ver más adelante en el gráfico 6.

1.   En el primer ejercicio, la primera forma a visualizar es el punto, la forma básica por excelencia y de la que parten todas las demás. Esta pasa luego a la espiral en movimiento[23], el cual genera un círculo que luego pasa a esfera. La madre debe estar lo más concentrada posible, intentando ver claro en la pantalla de su mente las formas. Con la práctica, la claridad en la visualización mejora considerablemente. Este ejercicio tiene que ver con la unidad, con lo que esta signifi-

---

[23] Visualizar su movimiento en el sentido contrario a las agujas del reloj. También puede de visualizarla sobre ti o dentro de tu vientre será al revés.

ca: la divinidad, el principio creador, el origen primigenio...
La esfera final la veremos de color blanco la primera vez. la
segunda vez puedes verla con cada color del espectro del
arco iris, que va del rojo, pasando al naranja, amarillo, verde,
azul, añil-índigo, violeta. Siempre con colores luminosos,
brillantes y limpios, empezando y acabando siempre en el
blanco.

2.   Luego pasamos a otro símbolo basado en el dos, en la
dualidad, la necesidad del dos para crear, de dos que sean
complementarios. Que uno tenga lo que el otro no tiene, y
que cada parte posee algo que le complementa a la otra,
aunque sea en pequeñas porciones. Para ello usaremos el
símbolo de Tao, compuesto por el Yin y el Yan. Primero visualiza la esfera final blanca del ejercicio anterior, pasando a
ver las dos secciones, una blanca y otra negra, que componen este símbolo oriental. Luego veremos las dos pequeñas
esferas que contrastan dentro de cada sección contraria al
color que tienen. Posteriormente veremos el símbolo del Tao
completo, pero con los colores Verde y Rojo, que son complementarios. Las siguientes veces que realices este ejercicio
puedes imaginar otras parejas de colores complementarios,
como Azul-Naranja o Amarillo-Violeta.

3.   La tercera visualización tiene que ver con el ternario. El
tres como elemento, la tri-unidad, suma de los creadores
(dualidad) y lo creado. Existen muchas trinidades, la cristiana de: Padre, Hijo y Espíritu Santo. La hindú: Brama, Vhisnu
y Shiva. La egipcia: Osiris, Isis y Horus. La masónica: Libertad, Igualdad y Fraternidad. La rosacruz: Luz, Vida y Amor.

La Celta: Vida, Muerte y Renacimiento, y así muchas otras. Casi todas simbolizan principio, desarrollo y fin. La figura para este ejercicio es el triángulo. Visualiza pues un triángulo equilátero, de ángulos iguales, luego imagina cómo se transforma en una triqueta, trisquel o nudo celta, un antiguo símbolo de esta tradición que representa, entre otras cosas, el tres.

4. El siguiente ejercicio tiene que ver con el cuaternario, relacionado con la materia, la solidez, el fundamento... Empezarás imaginando una cruz de brazos iguales, luego un cuadrado con esa cruz inscrita dentro del cuadrado, para después ver la figura que se muestra en el gráfico inscrito de manera tenue en el cuadrado. Por último, veremos sólo la figura. Esta es una representación ancestral de lo que el cuatro significa, el cual se repite en muchas culturas, pero en la que es más característica es en la celta.

5. Ahora pasaremos al cinco, relacionado con el ser humano ideal, el ser humano en busca de la perfección, además de los cinco sentidos... Empezarás visualizando en tu mente un pentágono como el que aparece en el dibujo. Siempre imagina la estrella con la punta hacia arriba. Luego verás una estrella inscrita en el pentágono, después observa las zonas del pentagrama que se oscurecen para después dar forma a un cáliz dorado, para, en el quinto paso, verse sólo el cáliz. El cinco representa el ser humano, los cinco sentidos, sus cinco extremidades... El cáliz es un ancestral símbolo sagrado, que en esta ocasión representa el cuerpo humano como contene-

dor de la sustancia divina, el espíritu. En este caso, tú eres el receptáculo de la vida, el ser que crece en ti.

Dedicaremos, al menos, cinco días de una semana a cada símbolo antes de pasar al siguiente. Date tiempo para cada uno de los pasos que los componen, en total cada ejercicio puede durar unos 10 minutos como mínimo.

Cuando hayas terminado los 5 ejercicios, puedes ir a aquel que más te guste, pero recuerda hacer de vez en cuando los otros. Incluso hacerlos todos de una vez cuando los practiques unos meses y domines mínimamente la visualización.

También podrás verte dentro de cada símbolo al acabar cada ejercicio, o sentirlos en tu vientre a la altura de tu ombligo, como a unos 5-7 cm de profundidad, y cómo influye a tu futuro bebé. Podrás incluir otros símbolos que conozcas, siempre que su simbolismo y significado sea positivo.

El trabajo con símbolos ayuda al desarrollo y expansión de la consciencia de la madre, a su bienestar, a conectar con las fuentes arquetípicas y con su mundo interior. Además, actúan activando ciertas partes del los cuerpos internos, del vital, astral y mental. Incluso activa ciertos genes, que la mayoría de la humanidad tiene inactivos, en espera del desenvolvimiento evolutivo correspondiente. Además influye en el desarrollo espiritual del futuro ser que va a nacer, transmitiéndole el significado espiritual que contienen. El padre puede colaborar dirigiendo los ejercicios, y cuando los sepas hacer, pueden realizarlos los dos a la vez, e imaginarte él a ti dentro de los símbolos, o los símbolos dentro de ti, en la zona donde está el bebé.

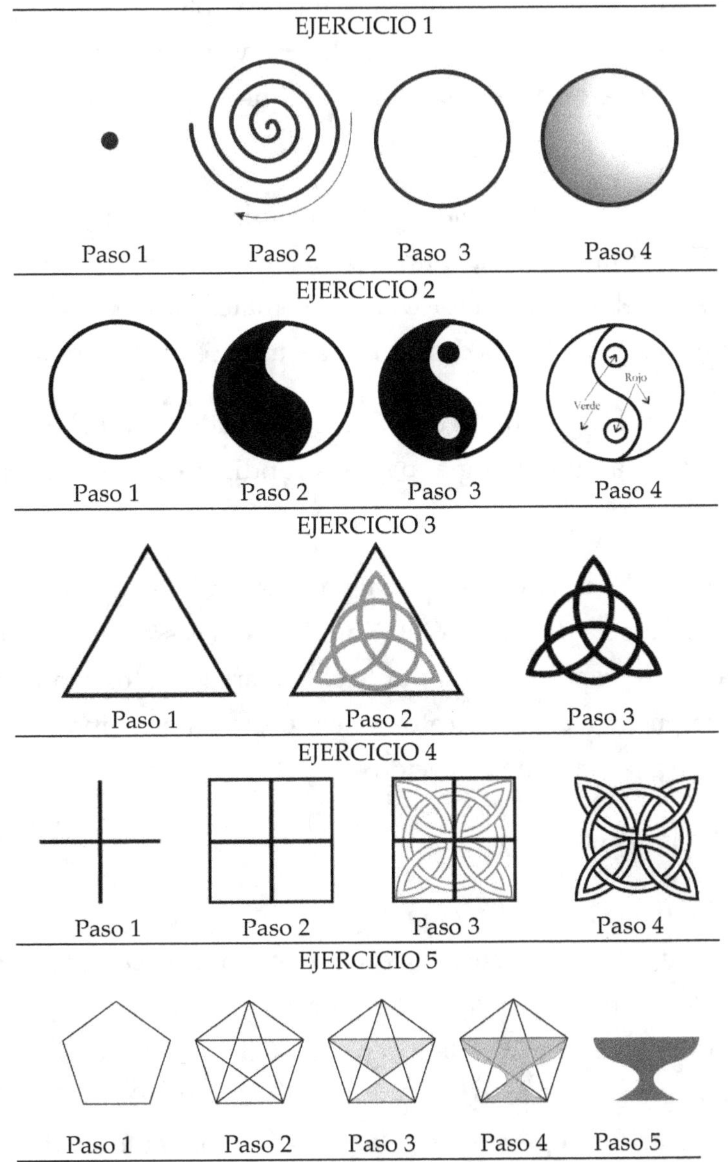

Gráfico 6. Símbolos de la visualización arquetípica.

Si tu pareja no colabora podrás, como en otras prácticas, grabarlas a modo de ejercicio guiado hasta que lo puedas hacer sin necesidad de guía. Incluso, fotocopia la página con los símbolos, y procura que solo se vean los símbolos del ejercicio que estés trabajando, para que no surjan confusiones.

La madre también puede incluir, entre las actividades de gestante, el dibujar y pintar estos y otros símbolos con acuarelas, tintas, lápices u otros materiales. Sería interesante hacerlo, además de con estos símbolos, con mandalas.

Investiga más sobre el significado oculto de los números, la numerología, para profundizar estas meditaciones.

Estos ejercicios se pueden hacer sin estar embarazada como método de trabajo interior. Si los haces antes tendrán una mayor repercusión durante el embarazo. Estos representan la parte más esotérica de lo expuesto en este libro, en lo tocante a la etapa de gestación.

5- Visualización

Con la visualización podemos hacer fortalecer procesos naturales, influenciar desde nuestra consciencia, para que la subconsciencia realice mejor el trabajo, y así paliar los fallos que hemos instalado en nuestro organismo físico y psicológico. De hecho, hoy se empieza a estudiar cómo la visualización repercute en la sanación de enfermedades, tanto orgánicas como problemas mentales.

Podemos comenzar realizando el ejercicio de relajación nº 3, y una vez que lleguemos a calmar nuestra mente podremos empezar esta práctica.

Empezaremos imaginando cómo el alimento que hemos ingerido durante el día, y que tenemos ya transformado en nuestro cuerpo, pasa a la sangre y cómo este alimenta nuestros órganos. Vemos a través de nuestra imaginación cómo la sangre también pasa este alimento al embrión o feto (según su periodo de desarrollo), y cómo le aporta todo aquello que necesita, cómo crece y se nutre, cómo sus órganos se desarrollan según la semana en que se encuentra.

Una vez que completamos su etapa de desarrollo físico, se visualiza cómo recibe de ti, a través del mismo canal umbilical, el afecto y el amor que le hace crecer, y tú le transmites, a través de tus emociones y pensamientos, tu deseo de que crezca armoniosamente, de que nazca sano física y psicológicamente, y que es un ser aceptado y que cuando nazca va a recibir todo aquello que necesite para desarrollarse como individuo. Sintiendo y viendo, por último, cómo una gran luz blanca o azul celeste rodea tu vientre y al niño dándole el calor y amor que necesita. (El color se podrá variar según la inspiración, aunque estos imprimen diferentes características, rojo, naranja, amarillo son cálidos y transmiten calor, actividad, etc. Azul, verde, añil, son fríos y transmiten serenidad, relax, tranquilidad...). Cuando sientas haberte comunicado con él lo suficiente, podrás terminar el ejercicio de la misma manera que el anterior.

Los buenos resultados con la visualización son fruto del entrenamiento, por lo es que posible que las imágenes mentales en un principio no sean lo nítidas ni todo lo reales que se quisiera. Mas con la práctica esta mejora considerablemente, llegándose a sentir cada órgano imaginado, incluso al propio bebé por nacer. Para facilitar el trabajo sería bueno consultar algún libro, manual o documental donde se puedan observar las distintas fases del desarrollo embrionario y fetal, así como los cambios que el cuerpo de la madre sufre durante la gestación. Esto ayuda a contextualizar las visualizaciones de mejor manera.

La madre podrá transmitirle todas las sensaciones y pensamientos que desee, siempre que tengan un carácter constructivo, armónico y amoroso. Se podrá acompañar de música, pero también la intimidad del silencio es perfecta para una buena interiorización.

Algunas madres lo realizan antes de dormir y entran en el sueño realizándolo, esto puede ser muy positivo, siempre que se realice el ejercicio con tiempo e intensidad suficiente. Si se decide hacer antes de dormir, como norma se debe hacer de vez en cuando a otras horas, no sea que al dormirse nunca se pueda realizar completo. Dicho esto, al hacerlo antes de dormirse, tiene un efecto muy potente, pues hace que durante la noche, todo eso repercuta más profundamente en el cuerpo de la madre y el bebé gestado.

Lo puedes empezar a realizar a partir de la quinta semana. Se debe hacer al menos 3 veces en semana, y como ya estaría incluida la relajación consciente, no es necesario realizarla ese día.

6- Unión al principio femenino

Como indicábamos en el prólogo, en cada mujer yace una Diosa dormida, y es su camino despertarla. Esa diosa tiene diferentes facetas, principios o arquetipos: Guerrera, madre, protectora, sabia, sacerdotisa..., y en cada mujer se manifiesta uno, o varios, de estos principios, el cual también los integra todos. Las manifestaciones femeninas de las diferentes religiones representan estos principios arquetípicos. Además, entre abuelas, madres e hijas existe un vínculo físico-espiritual que las une desde tiempo inmemorial, un vínculo energético, espiritual, que las enlaza con la Gran Madre, Gaia, la Tierra, el génesis de la vida manifestada. Eso lo podemos observar hoy a través del ADN mitocondrial, un código genético presente en las células de todos los seres humanos, que marca las mutaciones genéticas sufrida por la humanidad., pero que sólo puede transmitirse de madres a hijas. Los hijos lo reciben de sus madres, pero estos no pueden transmitirlo a sus descendientes.

La mujer debe intentar conectar con su principio femenino, también el masculino, y descubrir así su naturaleza real y oculta en lo íntimo de su ser, de su corazón. El ejercicio que ahora vamos a mostrar, tiene por objeto despertar el principio de la Diosa-Madre. Para ello, se debe buscar una figura, emblema..., de alguna tradición religiosa o mística que represente esos principios. Se puede optar por no darle forma o visualizar a la madre Tierra, el planeta, Gaia. De entre las distintas tradiciones tenemos la egipcia, la hindú, la tibetana o la misma cristiana. En la tradición hebrea existe la Shequinad, la matrona o consorte del *Ruach ha Kadohs* (Espíritu Santo), y en la musulmana la misma piedra Khaba de la Meca. Aunque en estos tiempos muchas madres prefieren adherirse a la imagen del planeta Tierra como símbolo del principio femenino.

En lo esotérico, tenemos imágenes del Tarot, como la de la Suma Sacerdotisa, la Emperatriz, la Fuerza o la Justicia. De cara a la maternidad, la mejor sería la Emperatriz, pues es el arquetipo de la madre embarazada. También se puede combinar con la de El Carro, pues tal arcano está asociado al signo de astrológico de Cáncer, que tiene que ver con la gestación. Por supuesto, no vale cualquier juego de cartas para ello. Habría que buscar uno de carácter realmente esotérico. Las mejores son las de BOTA, diseñadas por Paul Foster Case; o la Rider-Waite, que lo fueron por Arthur E. Waite. En ambos casos, fueron dibujadas por mujeres, lo cual les da un tono más femenino, y que además les acentuaron el sentido profundo iniciático. Otra que se puede usar, es la tradicional de Marsella. Aunque, hay que insistir, las antes nombradas son las mejores para esto.

Bien, para ello se empezará con una relajación como la del ejercicio 3, en la que relajaremos cuerpo y mente. Seguidamente de conseguir ese estado de serenidad, visualizaremos un punto de luz, pequeño pero intenso, en la zona de la barriga cercana al ombligo. Notaremos además cómo en esta zona late la vida de manera relajada y tranquila. Sentimos cómo esa luz crece, lentamente. Percibimos que esa luz es algo propio, lo más íntimo de nuestro ser. Esa luz empieza, poco a poco, a tomar forma, (la imagen que elegimos como principio femenino previamente), sentimos que este principio irradia con cada latido su poder protector, de amor, y te sientes unida a todas las madres que te precedieron, llegando hasta la Gran Madre, el origen de toda la materia, de toda vida manifestada físicamente. Y sientes cómo ese principio te transmite su sabiduría y experiencia. Sientes que ese principio y tú son una. Si lo deseas puedes decir verbal o mentalmente «YO SOY TU, TU ERES YO» o «TU Y YO SOMOS UNA» o «SOY UNA CONTIGO» varias veces, fortaleciendo así el vínculo con esa parte de ti misma.

Durante el tiempo que desees siente cómo este principio te inunda y se despierta en ti. Cuando te sientas plena, puedes ir percibiendo cómo esa presencia se contrae de nuevo, se repliega y se concentra en tu ombligo, aunque siempre estuvo y estará allí. Poco a poco regresas al estado habitual haciendo tres respiraciones profundas que te devuelven a la normalidad.

Este ejercicio lo debes hacer al menos una vez en semana durante cuatro semanas seguidas, luego hazlo al menos una vez al mes, como mínimo. También podrás hacerlo más veces, siempre que te veas en la necesidad de ello. Lo ideal, es que lleves a cabo todas las semanas durante el embarazo. Igualmente, lo puedes realizar sin estar embarazada. Si lo practicas antes de estarlo será bueno, pues irás sintonizando con este principio, y también puedes hacerlo después de tener al bebé. Siempre que lo desees Ella estará ahí para apoyarte y ayudarte.

Es beneficioso que se haga con música que ayude a llegar a estados profundos de consciencia, música de Deuter, Raphael (Música para desaparecer dentro) o Aeoliah. Que sea muy suave, muy introspectiva.

7- Masaje de bienvenida

Un ejercicio recomendable desde que tu barriga empiece a crecer, es el del masaje con la palma de tu mano, de manera suave y sin presionar fuerte. Si lo deseas puedes aprovechar y hacerlo ayudada de aceite de almendra u otro que te recomiende el médico, y así evitarás las estrías y nutrirás la piel de tu barriga que empieza a crecer y ponerse tirante. Lo ideal es que el bebé por nacer esté también despierto y sienta tus caricias y él responda a ellas con pataditas, a continuación debes acariciar la zona donde él/ella ha golpeado y establecer así un diálogo.

Tu compañero puede darte ese masaje y ser él el que juegue con el bebé a las caricias, o ambos. Igualmente, podéis hablarle o transmitirle mentalmente vuestros sentimientos de amor. Puedes hacerlo en la cama antes de acostarte o cuando lo sientas necesario. Ayudada de una música reconfortante, tras un baño relajante, incluso después del ejercicio de relajación, escucha musical..., siempre que estés predispuesta a relajarte. Aparte, cada vez que durante el día tu bebé te dé una patadita, acaricia haciendo una ligera presión en la zona donde la dio, a la vez que le transmites alegría y serenidad. Durante este suave masaje podéis cantarle la canción de bienvenida.

Existe una variante que consiste en que el papá haga pases magnéticos sobre tu vientre. Esto es, pasar la palma de la mano sin llegar a tocar el vientre, como a 1 o 2 cms. de separación aproximadamente. Es sorprendente ver cómo hay bebés que perciben el calor y el magnetismo de la mano, especialmente si el papá es consciente de que de su mano fluye energía positiva, e incluso es bueno visualizarla. Se puede llegar a percibir cómo el bebé se mueve hacia donde pasa la mano. Si tu bebé no lo hace, no te asustes, no pasa nada, ten seguro que la siente. Algunos creen que con este ejercicio se fomenta en el bebé el desarrollo de sus cualidades psíquicas, como la intuición, ser capaz de sentir la atmósfera psicológica e incluso la telepatía. Mas, cuando el papá (la mamá también lo puede realizar sola) lo haga, sólo debe pensar en transmitirle ese calor, amor, ternura, afecto, respeto... a través de su mano, y que el niño la percibe, sintiendo la energía que se produce entre la mano y la barriga.

Ella puede estar sentada, de pie, acostada, como desee, siempre que esté calmada física y mentalmente, sintiendo a su bebé y los pases de la mano. Puedes empezar por la parte superior del vientre y deslizar cada mano a ambos lados del mismo. Y luego ascender por el centro, luego al revés, descender por el centro y subir por los lados, hacer círculos. O también hacer un círculo bajando por el lado derecho de la barriga y subir por el izquierdo, o al revés, sintiendo el fluir de la energía. Debéis estar serenos, tranquilos, de manera placentera. Para los pases magnéticos no es necesario utilizar aceites, aunque si lo deseas pueden hacer primero el masaje y después los pases, el aceite no molesta para nada. Con los pases es mejor guardar silencio y no escuchar música, (o ponerla muy baja), ni cantarle, o hacerlo muy suavemente, solo sentir, percibir...

8- Preparar el parto

Cuando ya estés cerca de la semana prevista para dar a luz (de 14 a 7 días antes), puedes empezar a realizar este ejercicio. Consiste en una visualización que te ayudará en el proceso del parto. Comienza relajándote y, una vez logrado el estado de tranquilidad, visualiza un capullo de rosa, e imagina cómo empieza lentamente a crecer y abrirse hasta convertirse en una magnifica flor, una rosa enorme y hasta percibes su aroma el cual te relaja aún más. Haz la secuencia de crecimiento lentamente, e identifica la rosa contigo, como si tú también te abrieras a la vida. Si quieres puedes situar esa enorme rosa sobre o dentro de tu vientre, y cómo crece desde tu útero hacia fuera, preparando el camino del parto. Puedes visualizar varias veces el crecimiento del capullo, de 10 a 25 minutos y hacerlo al menos 2 veces en semana hasta el final del embarazo.

Intenta, cada vez que florece la rosa, sentirte plena, dichosa, en armonía con los ritmos de la naturaleza. Siente el rocío sobre los pétalos de esa flor y siente su frescura. Percibe también, en cada florecer, cómo desaparecen tus temores hacia el parto, todos los miedos y ansiedades, y fortalece tu seguridad en que estarás preparada para ese día.

Muchas mujeres se decantan por esta flor de color rojo, ya que les recuerda el canal uterino, pero también puedes elegirla de otros colores, como el blanco. En cualquier caso, es un símbolo poderoso de la vida, la belleza, el amor, los deseos logrados, la plenitud, así como de la elevación y la evolución espiritual; recordemos que los rosacruces la tienen como símbolo.

9- Darle la vuelta al bebé

Es posible que se acerque el momento de dar a luz, pero que él, o ella, esté sin darse la vuelta -con la cabeza en dirección contraria al útero-. Una forma de pedirle que lo haga, es dándole un masaje cada noche como en el ejercicio 7, en sus dos variantes, en especial la segunda. Dile que lo/la (adaptad el artículo a su sexo) amáis, lo aceptáis y que lo queréis ver muy feliz en este mundo. Hay quien lo ha hecho mentalmente. Casi siempre, a la quinta o sexta vez, se producen unos resultados excelentes. A veces hasta sólo con que el papá o la mamá pongan su mano sobre la barriga sin moverla, y mentalmente se lo pida, de manera fabulosa comienza a virarse.

Recomendaciones

Varias veces durante el día, ya sea en el trabajo o en cualquier otra actividad, se deben hacer unas respiraciones profundas, eliminando cualquier sentimiento o estado negativo que se manifieste ante cualquier problema diario. De una a tres respiraciones son suficientes, se pueden hacer más si sientes que lo necesitas. Una vez pasada la tormenta, o en las últimas horas de la noche, se le puede hablar al niño frotándote la barriga explicándole lo ocurrido. Está claro que el niño no entiende nada de lo dicho, pero sí percibe el bienestar o malestar de la madre a través de sus hormonas. Al hacer esto, se le está empezando a educar en el control de sus estados emocionales.

Otro consejo es que, en cuanto se sienta que el niño da una patadita, acariciar la zona de la barriga donde lo hiciera, de manera parecida a como se describe en el ejercicio 6. E incluso presionar un poquito e intentar sentir el feto y que este sienta el calor y la ligera presión de la mano. A partir del sexto mes se puede producir un juego muy curioso, en el que el niño golpea allí donde siente la mano. A este ejercicio se puede unir perfectamente el padre, así como otros hermanos, y hablarle sobre sus deseos de bienvenida. No hacerlo durante más de diez minutos para no sobreestimular al bebé por nacer.

Un buen ejercicio es el de relajarse en una bañera de agua tibia con sal. Además de los efectos terapéuticos del agua salada, si se practica un ejercicio de relajación en ese lugar, se puede propiciar un estado profundo de interiorización identificándose con el niño que se encuentra nadando en el líquido amniótico, intentando sentirlo y unirse a él transmitiéndole la paz y el confort que la madre siente. Se puede utilizar música o no. Hay que recordar que si se está en el agua, no se debe tocar ni acercar a la bañera un aparato conectado a la red eléctrica, como el reproductor musical.

Una práctica muy recomendable es la de leer libros constructivos e inspiradores, buenas novelas, poesía..., que no sean deprimentes o recreen situaciones negativas. Algunas madres se inclinan por los cuentos.

Es recomendable llevar un diario del embarazo, donde la mamá y el papá escriban desde el principio todo aquello que sientan a raíz de su nuevo estado, sobre lo que experimentan y lo que deseen transmitirle a su hijo cuando este ya sea mayor. Anotar las prácticas y sus experiencias, tiempo de duración... Apuntar también los sueños que tengan, especialmente si son con o sobre el nuevo ser, en base a lo explicado sobre el sueño en el Capítulo 6. Añade fotos, ecografías, anécdotas, facturas...

En todos los ejercicios expuestos anteriormente, puede participar el compañero, y hasta es recomendable para fortalecer el triángulo afectivo, padre-madre-bebé, incluso puede ser él quien guíe las prácticas, colaborando así con la madre en su concentración. Además de que él debe ser una parte activa durante todo el periodo, y el ser por nacer también debe sentir que el papá desea su presencia.

No es nada beneficioso para el bebé por nacer, ni para ti, frecuentar ambientes cerrados, con aire viciado, música estridente como pueda ser una discoteca o pub. La influencia prenatal se basa en la constancia y la repetición, por lo que si vas una vez, y por poco tiempo, en principio no pasa nada.

Pero basta que repitas varias veces para empezar a influir negativamente en él, ya que se ha podido observar como los fetos se mueven y patalean aterrados rechazando dicho ambiente, además de echar por tierra parte del trabajo realizado.

Ten cuidado con los móviles, especialmente si lo sueles llevar en el bolso y este está a la altura de tu barriga. Se afirma que los campos magnéticos que producen pueden ser causa de enfermedades, como el estrés, perdida de energía, e incluso otras peores. Por lo que procura alejarlo de tu barriga.

Aléjate de lo feo, lo inarmónico... En la Grecia clásica no se dejaba a las embarazadas asistir a los funerales para que el estado de luto y pérdida no influyera en ella. No se trata de llevar esto al extremo, ni vivir en una burbuja, pero sí de intentar no experimentar sensaciones densamente negativas, pues esto influye en el ser por nacer. No veas películas de terror, o de tensión, que te mantengan en estrés. En cambio acércate a la belleza y rodéate de ella, pasea por prados o verdes pasajes, o por el parque de tu ciudad o cualquier otro rincón que te guste. Observa imágenes de arte, especialmente del estilo clásico, renacimiento, y que te atraigan. Observa la belleza, proporciones, equilibrio que poseen y transmiten. Tu compañero que no te dé disgustos, ni discuta o te haga pasar malos momentos.

La ciencia esotérica recomienda que una mujer en cinta no asista a rituales mágicos u esotéricos, iniciaciones, practicar euritmia, recibir iniciaciones en reiki, masaje con piedras o cuarzos o cualquier otra técnica energética. La razón es que en los ejercicios y rituales mágicos se producen influencias que son normalmente benéficas para el cuerpo físico y etérico de los asistentes y oficiantes, pero no así para el de la gestante ya que se encuentra dedicado y enfocado en el crecimiento del nuevo ser, y estas fuerzas interrumpirían dicho proceso. Sí pueden participar de grupos que practiquen meditaciones y relajaciones grupales, escucha musical, sesiones de masaje, reflexología, reiki, o magnetismo (siempre que se tenga plena confianza y solvencia de la persona que lo realiza, lo ideal es que sea alguien muy cercano a la embarazada, como su marido o un familiar).

Existen muchos ejercicios y prácticas para realizar durante el embarazo, y una extensa bibliografía que se exponen al final del libro contiene tales ejercicios. La pareja debe leerlos si le interesa profundizar aún más, y de lo leído realizar aquello que les inspire. Pero no se trata de hacer una gran cantidad de prácticas, sino más bien hacerse maestra de alguna, ya que cada una de ellas es un paso en la interiorización y en el desarrollo de la sensibilidad al mundo interior. Y el hacer muchas prácticas lleva a la dispersión para la madre, y podría tener como efecto hiperestimular al bebé por nacer, y quedar todo en algo superficial. Aquí hemos puesto unas pocas, muy concretas, que van enfocadas a influir en diferentes aspectos, tanto en lo físico, energético, y en lo espiritual.

El desarrollo del embrión, y posteriormente del feto, depende del cuerpo físico de la madre, ya que de este se nutre y desarrolla el futuro ser. De su cuerpo toma todos los nutrientes que él sintetiza para su alimento, al igual que de su oxígeno, sus impresiones... Incluso el organismo de la madre mantiene la prioridad de que, en caso de deficiencia alimentaria, se disponga la nutrición del feto antes que el de la madre. Procura alimentarte de manera natural, biológica, a ser posible vegetariana, si es que ya lo eras al menos unos 5 meses antes de quedarte embarazada. Toma algunos complementos naturales como la espirulina, la cual te proporcionará un aporte importante de proteínas, ácido fólico y otros muchos nutrientes fundamentales en la gestación. En el mercado del mundo natural hay suplementos especialmente preparados para embarazadas[24]. Otros alimentos buenos en este periodo son el kéfir, los vegetales crudos, frutos secos o los brotes de semillas. Antes de tomar ninguna decisión drástica e importante consulta a tu médico, a ser posible uno con conocimientos en medicinas alternativas.

Recuerda también, una vez más, que el objetivo no es fabricar seres perfectos, superdotados, ni nada por el estilo. La idea es traer seres felices y equilibrados, además de facilitarles el camino hasta este mundo, proporcionándole todas las opciones para que sean ellos quienes elijan su futuro.

---

[24] Los productos de la casa Solgar para embarazadas, son muy interesantes. Incluso tienen algunos especiales para gestantes veganas y vegetarianas.

CAPÍTULO 9

Parto

El parto es la última parte de este proceso. Ya han pasado nada menos que nueve meses con una nueva vida en el interior. Si bien dijimos que en la concepción o poco antes de ella, el espíritu y el átomo-simiente de lo que serán sus cuerpos internos, se conectan al espermatozoide y al óvulo respectivamente, no es hasta la primera inhalación tras nacer, que entra definitivamente su espíritu en él y a partir de esto comienza el desarrollo de su personalidad; su yo inferior, su identidad. Y lo que se viva en ese momento del nacimiento va a ser muy importante para el futuro psíquico del niño. Algunos psicólogos humanistas y transpersonales, hablan del Trauma del Nacimiento, refiriéndose a los casos en que no se realizó de la manera más adecuada para el futuro bebé. Es por ello de interés que se intente crear un ambiente lo más agradable para la llegada de ese ser a la vida física.

Sin embargo, podemos observar que en esta sociedad, tanto el proceso del nacimiento, como el de la muerte, han sido dejados en manos de la fría industria hospitalaria, considerándolas como procesos casi clínicos, cuando no, clínicos del todo. En el parto hospitalario la madre es un ente que nada sabe y a la que no se le tiene para nada en cuenta. Se la posiciona en una camilla, en un ambiente de quirófano, donde conceptos como la belleza o el amor son muy difíciles que se manifiesten. Proyectando estos recintos desconfianza, tristeza, frialdad... Además, a la mujer se le practican métodos como la anestesia epidural, el rasurado, cesárea, episiotomía y otros que se han delatado como no tan útiles, llegando a recomendar la Organización Mundial de la Salud un uso más puntual y restringido de estos, sólo para los casos que realmente lo demanden y no de la manera indiscriminada en que se realizan. Normalmente, son utilizados más para comodidad de los profesionales que atienden el nacimiento, que para el beneficio de la madre.

Por ende, desde los años sesenta del pasado siglo, muchas parejas empezaron a reivindicar los derechos de las parturientas: como poder estar con su hijo en cuanto este nazca; poder darle de mamar desde el primer momento; parir en el ambiente deseado, pudiendo ser este su hogar o una sala en el hospital acondicionada y decorada para ese fin, acompañada de música, con la presencia del padre, hacerlo bajo el agua...

Todo esto chocó con la mentalidad de los médicos de la época, pero poco a poco se ganó terreno y ya algunas de estas cosas son muy normales en muchos hospitales públicos y privados. Aunque lo habitual es que esto sea normal en países como Francia, Inglaterra, Alemania, Holanda o los países nórdicos, donde muchas madres paren en sus casas, existen casas de partos o los hospitales públicos ofrecen servicios de parto natural o con agua. Las iniciativas de este tipo en otros países son de carácter privado y de momento muy puntuales.

El hecho es que el parto natural, produce en la madre una sensación íntegra de lo que la maternidad representa, sintiéndose plena partícipe, como corresponde. La protagonista y el recién nacido se reencuentran con ternura y amor, y el papel del padre debe ser activo y acompañarla en el proceso de forma plena, ayudándola en lo que ella necesite.

Si duda, el parto en agua es el más suave, pues ayuda mejor en el proceso de encarnación y entrada a nuestro mundo. Los vínculos emocionales y la tranquilidad que obtiene la madre y el niño son muy profundos, y ayudarán al futuro desarrollo emocional del niño, así como a la comunicación entre ambos.

Pero hay madres que les da miedo hacerlo en su casa, y por ello recurren a un hospital. De ser así, al menos hablar con la partera para poder darle el pecho en cuanto nazca, y ver si es sensible hacia el parto no intervenido. Consultar si se puede poner música, u otros elementos que generen la confianza deseada.

Una recomendación es darle de mamar al bebé antes de que se le corte el cordón umbilical, lo que se trasmite al niño en esos momentos va más allá de las necesidades físicas. Se le trasmite un torrente energético, vital y afectivo importantísimo.

Por otro lado, conviene apuntar con detalle la hora, minutos y segundos para poder luego realizarle la carta natal, lo que luego ayudará en su educación. Evidentemente, esta tarea podría recaer, más bien, en el padre.

Puerperio

Es el proceso de recuperación después del parto, en el que la estructura ósea, las vísceras, el aparato reproductor y la producción hormonal vuelven a su normalidad en el cuerpo femenino. Recomendábamos en el capítulo 2 visitar a un osteópata o un quiropráctico, ya que esto ayuda a que el proceso de recuperación sea mejor y más corto.

En muchos casos, las madres que no se recuperan bien después del parto, pueden generar lesiones de cadera, espalda, etc. que con el tiempo serán muy difíciles de erradicar. Por ello, en los primeros días o la primera semana, es bueno el reposo por parte de la madre. Mas, cuando los profesionales lo indiquen, debe empezar con paseos diarios, poco a poco, aprovechando para pasear al bebé, o caminar en la propia casa. Las madres que han hecho ejercicio antes y durante el embarazo, se recuperan muy rápido, en especial las que realizaban natación, y ejercicios de elasticidad. Así mismo, volver a visitar al osteópata pasados unos meses tras el parto, quizá al pasar el año.

Hasta que no aparezca la primera regla, no podemos dar por concluido este proceso, lo que puede llevar unos cuarenta días, de ahí que se denomine también cuarentena. Podríamos hablar de un puerperio psicológico, la madre debe saber cuándo está preparada para retomar relaciones sexuales, por supuesto con sumo cuidado. Es un buen momento para retomar las relaciones de sexo sagrado, para que esta energía que se transmuta ayude en la normalización orgánica de la mujer. Recordar que se deben esperar dos años al menos si se desea concebir otro bebé, hacerlo antes puede ser perjudicial para la salud de la madre.

La homeopatía y la fitoterapia tienen un buen arsenal de compuestos que ayudan en este proceso. Como siempre, recurrir a un profesional de estas medicinas para que os aconseje.

La mujer no amamanta a su hijo, sino al destino.

Paavo Haavikko

CAPÍTULO 10

La leche materna, alimento sagrado

La lactancia natural, sin duda, es la mejor opción alimenticia por la que la madre puede decantarse para su bebé.

Desde el punto de vista físico, la leche materna contiene los nutrientes necesarios para ese niño en particular. Ninguna otra leche o compuesto puede ofrecer lo que su madre produce. Esta sustancia natural protege al bebé de diabetes, enfermedad de Crohn, enfermedad celiaca, constipados, infecciones de oído, colitis, problemas de tiroides, diarreas, caries, enfermedades autoinmunes, problemas hepáticos, obesidad, meningitis, asma, eczemas, fiebres... por nombrar algunas patologías. Vemos cómo actúa en enfermedades concretas de la infancia y además previene otras en el futuro, ya que la leche contiene inmuno-globulinas que transfieren defensas de la madre al niño.

Desde el punto de vista afectivo se ha podido observar cómo de adultos desarrollan una mayor estabilidad y madurez emocional. Entre otras cosas, esto se debe al hecho de que succionar el pecho estrecha aún más el vínculo emocional con la madre, y esto también repercute en ella emocionalmente.

También se ha observado cómo los niños alimentados así mostraron un cociente de inteligencia más alto que los que fueron alimentados con leche no materna. En este caso, la causa es que la leche materna contiene sustancias concretas para el desarrollo cerebral, como la taurina, sustancia fundamental para el desarrollo cerebral y que en estados carenciales produce problemas de aprendizaje, las leches no humanas no la contienen. Aparte, contiene otros componentes que ayudan al buen desarrollo del sistema nervioso. La propia Organización Mundial de la Salud recomienda hasta el sexto mes de embarazo dar pecho exclusivamente, y continuar hasta al menos el primer año y medio o dos en combinación con otros alimentos propios para el bebé. Con lo que queda claro que desde la perspectiva psicobiológica, lo mejor para el bebé es la leche de su madre.

Desde el punto de vista espiritual, la leche no sólo es adecuada por todo lo descrito anteriormente, sino debido a que incorpora un torrente de vitalidad que es la causa de que su desarrollo psicofísico sea más armónico, transmitiéndole afecto, y es una forma de comunicación no verbal, espiritual, con él.

El desarrollo cerebral, se ve favorecido por la lactancia materna, ya que la energía que llega a través de la leche al ser nacido, es de una gran calidad, enfocada a nutrir sus necesidades de fuerza vital, en especial para el desarrollo del complejo sistema nervoso humano.

Por lo que, para favorecer la producción de leche hay varias indicaciones. Se recomienda beber mucha agua. Además, la fitoterapia tiene plantas indicadas para la producción de leche, concretamente la tisana compuesta a partes iguales de anís, semillas de hinojo, comino y, si el problema es complicado, sumarle hojas de ortiga. Se toman tres tazas al día, no más, pues podrían producir diarrea al bebé. Igualmente recomendar la levadura de cerveza, la espirulina, leche de soja y el kéfir. Del mismo modo, los vegetales crudos, cereales, etc., para incrementar la calidad y variedad de la composición de la leche.[25]

Aunque en el nacimiento físico ha tenido lugar la ruptura del vínculo corporal entre la madre y el bebé, este es aún muy fuerte durante el primer año, y el recién nacido sigue necesitando de la madre para su crecimiento anímico-espiritual. Es por ello que interrumpir la lactancia por otra causa que no sea que la madre no pueda, porque no produzca leche u otra razón de mayor importancia, representa una interrupción en el desarrollo anímico del niño. Ya indicamos estrategias para incrementar la leche materna. Por otro lado, no combinar el biberón con el pecho hasta pasados al menos los seis meses, salvo por la falta de producción, pues se puede acostumbrar a la tetina y rechazar el pezón.

---

[25] También existen suplementos para las lactantes, como los de la casa Solgar.

Algunos esoteristas recomiendan que, a partir del sexto mes, se debe ir dejando de dar el pecho, y que, como mucho, entre el noveno mes y el primer año no se le debe dar más por ser una influencia excesiva de la madre sobre el bebé. Ya que esto, de alguna manera, dificulta el desarrollo de su individualidad, excediendo el vínculo afectivo materno hacia el otro extremo, como dependencia, inmadurez... Otros recomiendan dejar esto al juicio de la madre, que ella sienta cuándo se debe dejar de dar.

Práctica de amamantar conscientemente

El ejercicio se divide en dos partes. La Primera, se trata de estimular la producción de leche, por lo que se recomienda hacerlo momentos antes de amamantar, o cuando ella pueda, pero se ha de tener en cuenta que activará la producción de leche. La segunda parte, se realizará cuando se esté amamantando al bebé.

Primera parte:

Se supone que este ejercicio no puede durar mucho, ya que los bebés no suelen ser muy pacientes cuando tienen hambre. Como se supone que ya estás entrenada en relajarte, esta práctica puede durar apenas unos minutos.

Para realizar el ejercicio, empezamos con la relajación ligera. Luego de tener el cuerpo y mente relajados, pasará la mamá a visualizar cómo en sus glándulas mamarias se sintetizan todos los nutrientes, vitaminas, minerales, proteínas y demás nutrientes, que su niño necesita. Seguido, visualizará cómo también se sintetiza en los senos la vitalidad que el/la bebé necesita. Para ello hará profundas respiraciones en las que sentirá cómo la fuerza vital inhalada al respirar se deposita en los pechos. Visualizará cómo una luz blanca, azul o violeta (quizá intercalando esos tres colores por momentos) llega hasta los senos desde las fosas nasales, y la leche se impregna de la energía del amor, fuerza, salud, entusiasmo, paz, comprensión, y todo aquello que sea positivo y que se desee transmitir al bebé. Al exhalar por la nariz, visualizará la mamá cómo todo lo negativo sale con el aire, como toxinas, emociones y pensamientos negativos, preocupaciones.... Así, estar un rato, el tiempo que estime la mamá, sin cansarse. Se puede acompañar de tu canto o tu música, ya que esta acelera los procesos celulares y orgánicos. Por último, termina haciendo unas respiraciones y volviendo al estado normal. Aunque, lo ideal, es pasar directamente a la siguiente parte del ejercicio, pero, como es lógico, eso dependerá de las ganas del bebé.

Segunda Parte:

Cuando toque dar de mamar al niño, relájate y siente como él succiona los pezones, visualiza cómo tú le transmites todo lo que él necesita. Procura no estar viendo la tele, o escuchado la radio, o cosas así. Aprovecha el momento y visualiza cómo tu leche llega a su organismo, y le nutre, le hace crecer y madurar. Cómo le aporta la energía, emociones superiores y pensamientos sublimes que él requiere para crecer en todos los sentidos. Cántale su nana mientras lo haces, o pon tu selección musical. Siente cómo toda esa energía le inunda, y le aporta aquello que en ese momento él/ella necesita.

Procura respirar profundamente de vez en cuando, recuerda inhala y exhala por la nariz, y siente que ese aire, y la energía que le acompaña, te nutren a ti y al bebé, y al exhalar visualiza cómo los pensamientos que te estorban se van y dejan de molestarte. Intenta transmitirle pensamientos de amor y paz, él/ella es capaz de captarlos, aunque no lo creas. Hay quien afirma que esto estimula su intuición o la telepatía. Si no crees en esto, puedes pensar que es una manera de mantener ese vínculo que comenzó cuando estaba en tu barriguita.

Cuando termines de amamantarle, háblale en voz baja a tu bebé, aunque esté dormidito, y exprésale tu amor por él/ella. Esto también lo puedes hacer mentalmente.

Aparte del ejercicio descrito, el simple hecho de amamantar conscientemente es una experiencia grandiosa para la mujer. Por ello, pon toda tu atención en ese momento mágico, y experimenta el placer y el regocijo de alimentar a tu hijo de ti misma.

CAPÍTULO 11

Nuevos niños para un nuevo mundo

A principios de los años ochenta del recién acabado s. XX, se empezó a utilizar en los Estados Unidos el término «niños índigo» para definir un nuevo tipo de seres que empezaron a nacer de manera progresiva desde finales de los sesenta.

En tiempos pasados, algunas de las grandes personas de la humanidad, como Buda, Cristo, Francisco de Asís, Newton, Cagliostro, Mozart, etc. o más recientemente Einstein, Gandhi, Martín Luther King o Teresa de Calcuta, serian seres de este tipo. Al parecer estos seres evolucionados, siembre han estado naciendo entre nosotros, pero ahora son más, llegando a una masa crítica capaz de influenciar nuestro mundo (ver capítulo dedicado a la reencarnación). Dichos niños y niñas presentan unas diferencias cualitativas con el resto de la especie humana, representando de alguna manera un nuevo cambio evolutivo, tanto en la parte biológica como en la mental y espiritual.

Madame Blavatsky, la fundadora de la Sociedad Teosófica, hablaba del advenimiento de una nueva era, la de Acuario, y con ella una nueva humanidad. Otras teorías esotéricas y profecías de diversas culturas y etnias, que preconizan la llegada o la preparación para una nueva Edad de Oro, confirman la presencia de estos nuevos seres que serían la avanzadilla de este nuevo cambio.

Pero ¿qué son, o quiénes son, estos niños? Para poder explicarlo, nos basaremos en sus características más destacadas. Lo primero, son seres que reaccionan con rechazo hacia las normas impuestas de antemano o las que no tienen una explicación lógica, ofreciendo alternativas que muchas veces nos sorprenden por su simpleza y eficacia. También suelen manifestar una falta de interés en la escuela, a menos que el tema enseñado les llame la atención, o los educadores instruyan de manera amena. Por otro lado, cuando algo les interesa, lo absorben más rápido de lo habitual. Muestran una hiperactividad física y mental que muchas veces hace que se les diagnostique Síndrome de Desorden de la Atención y/o Hiperactividad, administrándoles erróneamente medicación para tratar patologías de las que no son portadores. Aceptan con gran facilidad los adelantos tecnológicos, a la vez que sienten un profundo amor y atracción por la naturaleza y su conservación. Suelen presentar una personalidad más compleja y madura de lo normal. No consienten las injusticias o la falta de humanidad, y se vuelcan siempre hacia la parte menos favorecida. Físicamente se caracterizan por ser delgados y altos, también presentan un sistema inmunológico más activo de lo normal, siendo menos proclives a caer enfermos, y en muchos casos buscan alternativas en lo relacionado con la alimentación y la salud.

Otra de sus características, es una mayor capacidad de diálogo y cooperación. Por eso se recomienda que se les eduque de una manera alternativa, en colegios que profesen una pedagogía más acorde a su mentalidad y vibración, como por ejemplo la Waldorf creada por Rudolf Steiner; el sistema Montessori; el Decroly; o también el método finlandés, el cual engloba sabiamente lo mejor de estos y otros métodos pedagógicos, siendo Finlandia el país más destacado del mundo en calidad educativa. En todos estos sistemas se valoran más los principios transmitidos al niño, su capacidad de comprensión y el desarrollo de su individualidad que la imposición, la mera imitación o la memorización, típicos de la educación «oficial».

El porqué de la aparición de estos seres, estaría ligado a lo que se comentaba al principio, estarían preparando el terreno de un cambio evolutivo y de una más sutil vibración en nuestra Tierra. Los primeros casos aparecerían a finales de los sesenta, por lo que ya habría algunos adultos especiales, y serían así como la punta de lanza de esta nueva humanidad.

Muchos de estos se caracterizarían por una constante falta de adaptación a lo largo de sus vidas, empezando en la etapa escolar, y luego entre sus círculos de relaciones, cambiando constantemente de trabajo, de amistades, no encontrando la estabilidad sentimental, y no identificándose con ninguna corriente filosófica, espiritual o política, estando siempre en una constante búsqueda. Por eso, ya en varios países existen plataformas que agrupan tanto a los adultos como a los padres de los aún niños, que en un principio buscaban respuestas a los problemas de sus hijos. A través de esas plataformas han podido, junto a otros padres, psicólogos y educadores, establecer parámetros en la educación y formas de actuar con ellos.

Hay que matizar, que su aparición no es característica de un determinado segmento social, religioso, racial o étnico, sino que se extiende progresivamente por todos los niveles, y su presencia es cada vez más notable. Así como su influencia en diversos ámbitos de la vida, el cual se irá notando con el paso del tiempo y comiencen a relevar a las viejas generaciones que hasta el momento han ostentado el mando de nuestras sociedades. Aunque esto sin duda conllevará conflictos, pues lo tradicional suele resistirse a abandonar el control.

En este sentido, existen varios tipos de «nuevos niños». Primero tendríamos el humanista, de temperamento sociable y capacidad de líder, su campo de acción es la política, abogacía, comercio, trabajo social y todo lo relacionado con las masas. Le sigue el artista, posee una inclinación al campo de la estética, la belleza, pero también la investigación, los proyectos científicos, y allí donde la imaginación juegue un papel importante. Luego estaría el conceptual, con una sólida personalidad, su área de acción sería el diseño, la arquitectura, la ingeniería o la aeronáutica. Por último, tenemos el tipo interdimensional, son individuos muy seguros de sí mismos, con ideas propias muy concretas y su campo de acción sería el mundo del pensamiento, la filosofía, la psicología, el mundo de las creencias y la espiritualidad. Todos ellos tienen como misión cambiar, desde cada uno de sus campos de acción, los valores y principios caducos de esta sociedad, sustituyéndolos por otros más evolucionados, más útiles, cimentando así un nuevo mundo.

Varios investigadores de este fenómeno de las nuevas generaciones afirman que algunos de estos seres pertenecen a otras dimensiones, e incluso a otros planetas, y que sería la primera vez que se encarnan en nuestro mundo, colaborando así con el plan cósmico de evolución. Otros serían almas evolucionadas de otras eras y civilizaciones como la atlante, mesopotámica, egipcia, griega, romana, azteca, maya..., que esperaban estos momentos de cambio para encarnar. También los hay que son espíritus nuevos, pero entonados en tal sintonía. En todos los casos, como ya decíamos, estos seres vibrarían en torno a una frecuencia más elevada de lo común, y algunas técnicas energéticas como el reiki, body harmony, masajes energéticos, terapia de sonido..., les ayudarían a sintonizar mejor con esa frecuencia y eliminar posibles bloqueos producidos por el nivel de vibración de nuestro planeta, que aún se encuentra más denso que el de ellos, lo cual les dificulta su desarrollo y manifestación. Incluso, en el caso de los adultos especiales, también estas técnicas les ayudarían a ubicarse y encontrar su camino.

Como comentaba más arriba, estos seres aparecen en cualquier familia, sin distinción de raza, cultura, nivel social..., pero muchas veces nacen en los hogares en los que se necesita de su ayuda, sirviendo de maestros a sus padres y familiares, ayudándoles a comprender y evolucionar como individuos. Otros nacen entre parejas vinculadas al trabajo espiritual, especialmente las que están en sintonía con los principios de la Nueva Era, y que tienen en cuenta el poder de las energías relacionadas con la concepción, que viven el embarazo de manera consciente y en comunicación con el bebé en gestación. También los que alumbran a sus hijos mediante un parto natural y consciente, destacando los niños nacidos en el agua, y aquellos vinculados desde sus primeros meses a la delfinoterapia, ya que, de esta manera, se ayuda a que su vibración sintonice mejor en nuestro mundo.

También se habla de otro fenómeno más profundo aún, el de los niños cristal. Estos serían de mayor tasa vibratoria aún. Calificados por algunos como los hijos de los índigo, representarían otra etapa del plan cósmico, y aunque ya los hay entre nosotros, no empezarán a aparecer en forma intensiva hasta que los índigo no constituyan un mínimo de representatividad e influencia en nuestro mundo, ya que estos son los que preparan el terreno a los cristal.

No hay que olvidar que estas nuevas generaciones no dejan de ser simples niños que demandan lo que cualquier otro, ganas de jugar, divertirse con otros chicos y chicas, pasarlo bien, amar, estar con sus padres... Por lo que es importante no educarlos en una urna de cristal, como si de criaturas especiales o fuera de lo normal se tratara. Más bien hay que intentar que se sientan normales e integrados, y que a su debido tiempo manifiesten las características de su frecuencia, y estar allí en esos momentos para ayudarles a comprender su naturaleza, pero más con el ejemplo que con el sermón. Ellos entienden mejor las cosas por imitación y comprensión.

Por otro lado, el fenómeno índigo tampoco se puede convertir en una excusa para justificar el comportamiento anómalo de un niño[26], ya que el que se manifiesten algunos de los síntomas típicos índigo no implica necesariamente que lo sean, pues todos los niños no son índigo y no todos los índigo se manifestaran de igual modo.

Como colofón a esta parte, hay que indicar que según la Ciencia Esotérica, en el futuro irán naciendo cada vez más individuos con una mayor proporción de células gliales por neurona. Esto será fundamental para la manifestación de nuevas habilidades tales como un uso más óptimo del cerebro en forma de más inteligencia, lógica, comprensión lectora, memoria, atención, inteligencia musical... y otras de índole más profundo. Para ello, es imperativo que la alimentación de la madre gestante, desde antes de quedar embaraza-

---

[26] Desgraciadamente, muchas madres y padres con una vida frustrada proyectan en sus hijos sus carencias y quieren hacer demostrar que sus hijos son seres «especialmente elevados», lo cual hace que los eduquen en un ambiente mágico irreal, haciéndoles creer que son especiales o mejores que los demás, justificando sus fracasos con las características de los índigo.

da, no contenga metales pesados (muchos peces contienen altas dosis de estos, como mercurio, plomo..., así como de microplásticos), pues entorpecen el desarrollo cerebral durante la gestación. Del mismo modo, que se le dé el pecho el suficiente tiempo[27]. Igualmente, que sus primeros años el desarrollo cerebral no se vea entorpecido por un exceso de intelectualidad (ver siguiente capítulo), ni tampoco nutrirse con alimentos que contengan metales pesados.

.

---

[27] Ver lo indicado capítulos atrás sobre la lactancia.

CAPÍTULO 12

Educación integral

Sin lugar a dudas, la educación ha progresado en los últimos 200 años como no lo había hecho en milenios, especialmente en la institucionalización, laicidad y en la generalización, llegando hoy en día a casi todos los niños de los países desarrollados. Podemos decir que esto es un paso importante en lo que a cantidad educativa se refiere. Pero no podemos decir lo mismo en cuanto a la calidad de la misma. Vemos cómo el fracaso escolar, el analfabetismo funcional, la sistematización, la falta de compresión... han crecido de manera alarmante en los últimos años. Incluso, muchos colegios se han convertido en el peor lugar en donde pueda estar un menor, tanto por la inseguridad, la proximidad a la violencia, las drogas... Desde el punto de vista oculto, esto tiene su origen en la falta de una visión integral del ser humano, en la que sólo se tiene en cuenta su parte intelectual y física, apenas la emocional, y para nada otras áreas como la anímica y la espiritual.

Los educadores (magisterio, pedagogía y psicología) tienen en sus estudios la asignatura de psicología evolutiva, la cual enseña la madurez y las capacidades del ser humano en sus diferentes fases, como de bebé, infantil, adolescente, adulta, anciana. En rasgos generales, estos conocimientos se obtienen del estudio científico basado en la observación de las capacidades del individuo normal y medio, de lo que pueden o no pueden hacer en cada momento de su vida, en especial los primeros años, y a través de este estudio determinan cuándo un niño está maduro para aprender a leer, escribir, contar y demás elementos educativos. Como decíamos, este estudio se hace sobre la base de la observación externa el sujeto. Pero, como es obvio, lo espiritual y lo referente a lo anímico, es materia desconocida para la ciencia moderna. Es por ello que en gran medida las estimaciones de cuando un niño debe o no debe hacer algo pueden ser erróneas desde la visión espiritual, pues se desconoce al ser humano en su integridad.

En ese sentido, uno de los grandes errores de la educación moderna, es hacer memorizar al niño antes de los 7 años, ya que no ha nacido aún su cuerpo vital, en el cual reside la memoria. Las consecuencias de aprender memorizando antes de esta edad es una mengua de las fuerzas relacionadas con la voluntad, de ahí la gran falta de ánimo, voluntad o continuidad de propósito en los adolescentes y adultos modernos. Existen muy pocos métodos educativos que respeten los septenios, el sistema Waldorf y la educación finlandesa son dos de ellos, siendo esta última el máximo exponente mundial en cuanto a educación se refiere. Aparte, existen iniciativas libres que respetan los septenios.

Para entender bien el porqué del respeto a las etapas evolutivas desde la óptica esotérica expondremos un simple ejemplo. Supongamos que seleccionamos a un adolescente de entre 14 ó 16 años, lo sacamos de la escuela y lo ponemos a trabajar en la construcción, en una fábrica o en una mina. Físicamente podrá desarrollar su trabajo y según pase el tiempo será cada vez más fuerte. Cuando tenga 20 años será un empleado más que eficiente para este empeño, con gran pericia para el mismo. Pero cuando tenga 35 es posible que parezca que tiene 40 ó 50, y lo más probable que es que se tenga que jubilar a los 45-50. Es fácil entender que aunque el menor esté capacitado físicamente para hacer esa labor no es lo más conveniente para su desarrollo futuro, y que si empieza a los 18 o los 21, a realizar un trabajo similar no tendrá la misma trayectoria, y en general a nadie se nos ocurriría poner a nadie a trabajar en esa u otra tarea antes de tiempo, no porque no lo pueda hacer, sino porque debe hacer otras cosas propias de su edad. Lo mismo podemos decir de los niños de la guerra que desde pequeños hacen de soldados, siendo los mejores francotiradores, y los más aguerridos en la batalla. Pero con las repercusiones de ser personas que, por madurar antes de tiempo, es más que probable que tengan graves problemas de conducta y socialización en el futuro; como mínimo.

En el Capítulo 5 describimos de manera general la naturaleza oculta del ser humano, cada uno de sus cuerpos, con sus funciones y las edades en la que aparece su influencia. No vamos a repetir de nuevo todo esto, por lo que sería interesante volver a leerlo antes de continuar, si no se recuerda.

Para que nazca el cuerpo físico se necesita de nueve meses de embarazo, pero desde el punto de vista oculto aun han de producirse tres nacimientos más. El siguiente, es el del cuerpo vital o etérico, que entre otras cosas se encarga de la memoria, y nace a los 7 años de edad. El niño, hasta esta edad, está involucrado principalmente en el desarrollo del cuerpo físico, de su personalidad y de ciertos elementos psicológicos, como las bases para la voluntad. Además, el niño, conforme crece, va perdiendo su lazo con los mundos espirituales. Según la tradición esotérica, durante este septenio el niño está regido o influenciado por la luna, astro asociado al ritmo, la repetición, el crecimiento y la maternidad.

Durante los 7 primeros años, una de las palabras clave será *repetición*. A través de ella se fortalece en el niño la voluntad, una herramienta a usar a partir de la adolescencia. Además, esa repetición y constancia, se debe también expresar en otras áreas como en los juegos, los hábitos de los padres, etc. El estar cambiando constantemente, crea una dispersión en la atención del niño, y en algunos casos falta de confianza hacia el entorno, lo cual redunda negativamente en su posterior desarrollo, ya que se puede manifestar en forma de déficit de atención, falta de motivación e hiperactividad.

Mas, dentro del primer septenio, existen otros periodos importantes. El primero es el del primer año. Durante este tiempo el niño aún está vinculado psicológicamente a su madre, y cuando el primer año llega a su fin, comienza el proceso tripartito del Andar-Hablar-Pensar, tres funciones que van ligadas estrechamente. No es bueno estimular ninguna de esas funciones, hay que respetar el ritmo del niño, ya que ese es el que necesita para ir tomado tierra, por así decirlo: de entrar psíquicamente en nuestro mundo. Durante ese año será bueno hacerle masajes suaves, cantarle la canción de bienvenida o también canciones de cuna, siempre la misma durante al menos 40 días, no cambiando de canción constantemente. A partir del primer año, ir añadiendo canciones infantiles que contengan rimas silábicas o consonánticas, repetición de palabras, que sean divertidas para el niño, esto es una buena influencia para el desarrollo psíquico del infante. Dejar que gatee, y que por sí mismo se vaya irguiendo.

El segundo momento importante es a los tres años, con el comienzo del uso del «yo» y la negación, momento en el cual el infante está preparado para ir desligándose de sus padres e ir acercándose al entorno fuera de la familia. Es el período propicio para introducirlo en un Jardín de infancia. La elección del lugar es importante, a ser posible Waldorf u otros métodos[28] que respeten el primer septenio. En los centros infantiles Waldorf, se tienen en cuenta los principios antes expuestos en la educación del niño. Por ejemplo, trabajan con los cuentos de hadas, lo cual es un alimento inesti-

---

[28] Algunos Jardines y escuelas infantiles independientes no siguen un método especifico, combinando varios, y respetan el primer septenio.

mable para el alma en crecimiento. En la etapa de 3 a 5 años se cuentan algunos muy sencillos, de 5 a 7 otros más complejos. Siempre el mismo durante 40 días, sin variar el cuento, no leyéndolo sino narrándoselo, lo cual transmite al niño las sensaciones, y le hace crear en su imaginación representaciones e imágenes que serán importantes también en su posterior progreso, en especial para el desarrollo de la llamada inteligencia emocional. Es destacable, también, la enseñanza artística en esta etapa, usando fundamentalmente la pintura con acuarelas, el modelado con cera..., todos ellos usados en dichos jardines de infancia.

Durante estos años en los que el niño no tiene aún cuerpo vital propio, sino en gestación, el alimento vital o etérico se obtiene del entorno, así como durante la gestación física los nutrientes los obtenía del cuerpo físico de la madre. Es por ello que en ese septenio, se tendrá cuidado del entorno que rodee al niño, pues este será su influencia, su alimento. Por lo que es bueno alejarlo de la fealdad, el desorden, el ruido, la inarmonía, buscando siempre lo hermoso, lo armónico. Un color que ayuda al desarrollo equilibrado del Cuerpo Vital es el de la flor del melocotonero, una especie de rojo ceniza claro, pudiéndose usar para, por ejemplo, decorar las paredes de su cuarto.

En estos años el niño o niña verá en sus padres seres casi divinos, inmutables y reverenciales. Con lo que estos deben saber que es sólo a través de lo que hagan, y no de lo que le digan, que podrán educar a sus hijos, pues la otra palabra clave en estos años es imitación.

El juego es otro elemento importantísimo en el desarrollo durante esta etapa. Este siempre debe ser libre, lo que el niño desee, jugando con él si nos lo pide, no incitándolo a hacer cosas para nuestro entretenimiento o satisfacción como si de un espectáculo se tratase. Los materiales a usar deben ser naturales, por lo menos durante los dos primeros años, excluyendo plásticos y también metales por su frialdad. Lo ideal es la madera, como por ejemplo, piñas de los pinos, y también otras maderas con formas de animales, siempre que estén sin los detalles del rostro (cara, ojos, nariz...), pues ellos le pondrán lo que les falte con su imaginación. También muñecos y animales hechos de trapo. Desgraciadamente, la vida moderna enseguida invita a los niños a juegos que los estimulan antes de tiempo, especialmente los videojuegos y móviles. Por ello, es importante que jueguen como se ha descrito, antes de que empiecen a recibir regalos, y ya los padres no puedan evitar su incursión en los entretenimientos modernos. Tengamos en cuenta siempre que el juego es una preparación para la actividad de adulto.

Intentar que no vean la televisión antes de los tres años, o que lo hagan lo menos posible, pues esto menguaría su capacidad imaginativa y su creatividad en gran medida.

Por último, recordar que como decíamos más arriba, los cuentos son alimento para el alma en ciernes. Contar el mismo durante por lo menos 3 ó 4 semanas[29]. Al hacerlo ser expresivo pero sin llegar a lo histriónico o lo teatral. No va-

---

[29] En caso de que en el jardín de infancia le cuenten uno, ponerse de acuerdo con la tutora para contarle el mismo en casa.

riar los contenidos, siendo fieles a los originales. Hacerlo antes de que se duerma, para que entre en los sueños cargado de valores. Los mejores son lo de los Hermanos Grimm[30] y también aquellos de carácter local. Descartar los de Andersen, pues no son para niños. Jamás moralizar con los cuentos, ya sea al empezar, durante o al acabar de contarlos. Con lo que no usarlos para indicar cuál es la conjetura moral, o para señalar o recriminar un mal comportamiento; si se hace esto se rompe el objetivo de crear y fomentar la imaginación del niño. Lo más que se puede hacer es, si existe una cierta relación entre un cuento y una mala conducta, es contarlo, pero sin hacer mención directa o indirecta al niño de esta relación. Que sea él, en base a sus capacidades, quien la haga.

El segundo septenio, que tiene lugar a partir de los 7 años, coincidiendo aproximadamente con la muda de dientes, está regido astrológicamente por mercurio, planeta de la ciencia, la memoria, el aprendizaje o el conocimiento; es cuando nace el cuerpo vital. El niño está escolarizado, empieza ya con la memorización progresiva. Esto consiste en que, poco a poco, se le debe ir haciendo aprender las letras, los números... sin demasiadas prisas, pues como explicábamos más arriba, estimular antes de tiempo lleva a la mengua de otras facultades. Las palabras clave en esta etapa son Autoridad y Discipulado. El niño verá en el maestro a alguien que con autoridad le transmitirá conocimientos fidedignos y

---

[30] Buscar versiones originales, no las modernas modificaciones y dulcificaciones como las de Calleja, Disney, etc.

sólidos, ya que en esa edad el educando necesita solidez y seguridad, y no maestros que duden o titubeen ante las materias que enseñan[31].

A los 9 años de edad se produce otro proceso interno, y es que el niño o la niña entran, por así decirlo, con más fuerza en la vida física. Es por ello que, a partir de esta edad, se le pueden empezar a enseñar materias más densas sobre las matemáticas, naturaleza y otras áreas relacionadas con la realidad objetiva. Siempre en base a sus capacidades.

A los doce años se produce otro momento importante, y es que la parte más abstracta de la mente, la relacionada con lo artístico y la imaginación, que empieza a menguar a partir de los 9 años, va dando paso a lo racional, lo lógico... De ahí que los métodos alternativos de educación antes descritos, alienten la parte más artística, o que hagan aprender a través del arte durante los primeros años. Según Rudolf Steiner, a partir de los doce años ya sólo podremos fortalecer la imaginación que se ha desarrollado antes de esta edad. En la educación estándar actual, cada vez vemos menos contenidos artísticos antes de los 9 ó 12 años, y, como consecuencia, nuestra sociedad es cada vez más gris y fría, más monótona, y sin preparación a la llamada inteligencia emocional y otras áreas no racionales.

A partir de los 10 años es una buena edad para iniciar, si no se ha hecho antes, en el amor por la naturaleza.

---

[31] Algo demasiado frecuente entre los maestros y educadores de hoy en día.

Con salidas intermitentes al campo, la playa, realizar caminatas... En especial las realizadas en espesos montes o bosques de pino, el cual es muy adecuado para eliminar el estrés mental, al que a veces someten a los niños. Estas salidas a la naturaleza, unidas a las historias referentes al entorno que se visita, le empezarán a proporcionar al niño una buena base para su futuro carácter.

Los padres en esta etapa serán como una suerte de divinidad que pone y dicta normas al niño para que este pueda moverse por el mundo. Es por ello que los padres deben ser consecuentes con estas normas, que ellos también se atengan a ellas, pues el ejemplo sigue estando presente en los repertorios de aprendizaje del niño. Los vínculos entre los hijos y los padres empiezan a hacerse más complejos, por ello se debe tener cuidado en la forma en que se administra la autoridad, que esta no falte ni se realice en exceso o sin sentido, pues esto se pagará en periodos posteriores con el rechazo y la rebeldía.

El tercer septenio, a partir de los 14 años, corresponde al nacimiento del cuerpo Astral o de Deseos. Este cuerpo tiene que ver con emociones, sentimientos y pasiones. Con la llegada de este momento comienza la edad crítica de los jóvenes y el advenimiento de la pubertad. Esto es como una tierra de nadie, un camino de paso entre la infancia y la edad adulta, a la que llamamos adolescencia. Están construyendo una identidad y una libertad, que aunque ven ya próximas, parece que nunca llegan, lo cual unido a las emociones que les dan la sensación de ser individuos independientes, causan problemas. Es común que pasen de ver en sus padres a seres protectores y afables, a enemigos inhibidores y prohibidores de cuanto para ellos es vivir. Surge la rebeldía, el momento de la autoafirmación. Es cuando con más ahínco y fuerza se empieza a usar el «YO». Como decíamos en el párrafo anterior, los padres empiezan a recoger lo sembrado en las etapas previas. Con lo que debe pasar de la autoridad de la etapa anterior, a los consejos; la tolerancia. Los jóvenes están hambrientos de empatçia y comprensión, de amistad, de los grupos de amigos. A partir de los 16 años empieza a aparecer el idealismo, van en pos de una ideología. Están en la búsqueda de referentes fuera de la familia, y aunque ellos no lo reconozcan, son seres muy influenciables. Es inútil luchar contra ellos en esta etapa, es posible que la música, vestimenta..., que usen sean del desagrado de sus padres. Es en esta edad cuando vemos si los padres y educadores han sabido guiar al niño. Este septenio está regido por venus, planeta relacionado con el arte, la belleza, los sentimientos, las emociones, la sexualidad y el amor.

Otro aspecto en esta edad es el tema sexual, que aparece de manera inminente en la vida de los jóvenes a través de los cambios corporales, la madurez física y la atracción sexual. Una vez más veremos que no todos los jóvenes responden igual a este momento, y repetimos que todo dependerá de la educación recibida anteriormente. Especialmente, fueron importantes los hábitos que percibió en sus primeros años, si recibió algún tipo de educación represiva, o que por el contrario se le diera más información de la que podía asimilar en el ámbito de la sexualidad. Aparte, en la educación moderna, se toca este tema en referencia a la fisiología y el control de la natalidad, olvidándose de las implicaciones emocionales y sociales involucradas en la sexualidad humana. El exceso de uso de la energía sexual en los primeros años, puede producir problemas emocionales, afectivos, y de relación con el sexo opuesto. Por otro lado, si se omite o se disimula este tema, es posible que el joven desarrolle una gran ingenuidad y represión sexual. En general, el uso en exceso o déficit de conocimiento sobre la sexualidad y su total implicación, suele manifestarse en problemas de inmadurez y/o exceso de individualidad.

Es muy difícil sintonizar con los adolescentes, porque las emociones les ciegan y aún no tienen el cuerpo mental que las refrene. El torrente hormonal de esta época implica unos cambios de comportamiento, actitudes y valores. Sin embargo, también es una buena época para adentrarse en el maravilloso mundo de la lectura, si no lo ha hecho antes. Obras contemporáneas como *El señor de los anillos, Las historias de Terramar, La historia Interminable* o películas como *El club de los poetas muertos*, la saga de *La guerra de las galaxias*, reflejan la batalla emocional en la que se encuentran, y les ayudan a encontrar soluciones a sus conflictos. Será muy beneficioso el trabajar en grupo a partir de los 14 años, debatiendo ellos sobre diferentes temas. Una buena actuación es ver películas que luego puedan comentar y que abarquen temas específicos.

Por último, a los 21 años, nace la mente o Cuerpo Mental, en donde residirá la individualidad, el yo, la conciencia, Ego o como queramos llamarlo. La gente, en tiempos pasados, en su sabiduría popular, lo llamaban tener Juicio. Está regido por el sol. De repente aparece un elemento nuevo en el ser humano, una mente que va de alguna manera a frenar las emociones, a dar tregua al sentido común y también a hacer caer muchos de los ideales adolescentes, al empezar a percibir las múltiples caras que tienen todas las filosofías, opiniones, creencias e ideas. Es cuando la persona empieza a delinear lo que quiere o por lo menos lo que no quiere. Sin embargo, vemos que hay muchos adultos y se comportan como auténticos adolescentes. Esto se debe, sobre todo, a no haber asimilado lo conveniente en cada una de las etapas y subetapas anteriores. El Cuerpo Mental es el puente entre los cuerpos y el espíritu, únicamente lo posee el humano, no el resto de reinos del mundo físico. Siendo la última adquisición que hemos obtenido los humanos en nuestra evolución, tanto material como espiritual, por lo que está en menor desarrollo que el resto de cuerpos. Debido a ello, sólo poseemos plenamente la mente concreta. En este momento, la humanidad avanza hacia el desarrollo de la mente abstracta. De ahí la importancia del trabajo espiritual antes de decidirse a ser padres, pues si bien el trabajo sobre sí mismo pretende ayudar en ese progreso también, entre otras cosas, le podrían transmitir a sus hijos una base en dicho avance.

Hay que recordar que las edades antes descritas son aproximadas, la observación por parte de los padres y tutores de las características y cambios en el niño podrán dar una pauta para observar sus etapas y procesos. La más importante de las etapas detalladas es el primer septenio. Es en la que el ser que llega a este mundo puede perder o deteriorar lo que trae, y es en la que más hay que esforzarse en que no se «contamine».

En relación al segundo septenio, si no se encuentra una escuela que responda a lo antes explicado, se debe buscar alguna afín, pero nunca dejar de escolarizar al niño. Pues, de otra manera, lo alejamos del entorno que necesita para su desarrollo anímico, y es posible que mejore su capacidad de aprendizaje, pero no en el área social, pudiendo los padres proporcionarle en casa aquellas áreas o materias, como la artística, de las que el colegio adolezca.

Además recomendar el alimentar a los hijos de manera natural, a ser posible ovo-lacto-vegetariana, siempre que los padres también lo sean, sin fanatismos ni extremismos que alejen al niño de su entorno.

La educación en lo espiritual también es un aspecto importante, pero primero hay que definir lo que para cada uno es espiritual. Desde luego no nos queremos referir aquí a lo religioso, sino a los valores humanos, como el sentimiento de respeto y amor por la naturaleza. Pero, ¿qué hacer con lo trascendente? Una buena base la da el contar cuentos de hadas[32] de 3 a 7 años; a los 8 narrar fábulas e historias de

---

[32] Los cuentos de hadas, y las mitologías que han llegado hasta nuestros días gracias a la tradición oral, eran conocidos por los iniciados y los enseñaban en los templos de misterios. Encierran, además, verdades espirituales sobre el origen y desarrollo espiritual del ser humano. Además proporcionan equilibrio psíquico a los niños, ayudándole a resolver conflictos de la vida como la perdida, la madurez, la enfermedad o la muerte.

santos; pasando a los 9 a mitología nórdica, centroeuropea, oriental o americana; después a la grecolatina; posteriormente a historias del viejo testamento. Como en los cuentos, el resto de historias se contarán al menos durante dos semanas cada una, para profundizar en ellas.

A partir de los 12-13 años, historia de las religiones, empezando por las más arcaicas, y llegando a las más modernas y universales. En los primeros años, los niños admiten muchas cuestiones espirituales sin hacer demasiadas preguntas, pero luego empiezan a cuestionarlo todo. Ante esto, nunca imponerles dogmas, sino intentar explicárselo a partir de sus preguntas, tampoco darles más de lo que pidan. En la adolescencia se les puede impartir una historia comparada de las religiones, confrontando y viendo las concomitancias y diferencias entre las distintas confesiones del mundo.

Por último, decir que los dos pilares en los que se apoya un hogar sano y equilibrado son la alegría y el silencio. Nunca debe faltar la alegría en un hogar, pues esta proporciona una inestimable base para el equilibrio emocional, ayuda a aprender a solucionar problemas y fortalece la comunicación entre los miembros de la familia. No confundir la alegría con la burla, la simplonería o la estupidez. Por otro lado, el silencio permite tener presente la vida interior, la reflexión, la observación, evitando estar hablando por que sí, sobre cualquier cosa y sin sentido. Evitar los ruidos innecesarios, encender la televisión y otros emisores sin que nadie los atienda. No confundir el silencio con el mutismo. Es muy recomendable escuchar buena música en el hogar, que sea agradable, como la recomendada en el Capítulo 7, añadiéndole otros autores como Beethoven, Hayden, Chopen, Hendel, para cuando el niño supere los 12 años.

Astrología, carácter y educación

En el capítulo sobre el parto decíamos que era conveniente anotar el momento exacto del nacimiento del bebé, con hora, minutos y segundos. Y con esos datos realizar la carta natal del recién nacido, ya que esta nos aportará una interesante información sobre su carácter, karma y desarrollo humano. Todos los datos de una carta natal son importantes para conocer al recién llegado, pero existe algunos de ellos que podrán orientarnos especialmente como guía de cara a su educación.

El dato más importante es su signo solar, más conocido como signo zodiacal; seguido, su signo ascendente. Otro dato importante son los nodos lunares, el nodo norte nos indicará su objetivo y destino kármico, el sur lo que debe dejar atrás, por ello tanto el signo como la casa en la que caigan es importante. La posición de la luna nos habla sobre sus primeros siete años de vida y el desarrollo de su psiquis. La casa tres, relacionada con los primeros años, la educación y sus capacidades de aprendizaje; la cuarta relacionada con el ambiente del hogar, el padre y la familia del padre; la quinta con la capacidad creativa y el aprendizaje; la sexta con la salud; la décima con los efectos que la vida profesional de los padres tiene sobre los hijos; la once con las amistades, y los grupos, muy importante en especial a partir de la pubertad.

Lo arriba escrito es sólo una indicación para fijarse más en estos temas, pero la astrología es una disciplina compleja en la que hay que tener en cuenta todos los elementos y factores, y cómo estos se interrelacionan entre sí.

Lo ideal es que sean los padres quienes realicen la carta natal, y sean ellos quienes descubran estos datos para tener una información más sobre su hijo o hija. Conviene, pues, que los padres estudien algo de esta ciencia esotérica. Indicar también que la astrología es sólo una referencia adicional que se adjuntará a la observación, indicaciones médicas..., y no se debe tomar como algo absoluto y definitivo.

RESUMEN DE LAS ETAPAS EVOLUTIVAS

Etapas	Sub-Etapa	Nivel físico	Nivel psicológico	Nivel espiritual	
PRIMER SEPTENIO (Hasta los 7 años). Desarrollo motriz	Preconcepción y Concepción	Preparación para ser padre y madre.	Trabajo con las energías creadoras.	Acto sexual consiente. Conciencia de que un alma desea encarnar para aprender.	PERSONALIDAD - VOLUNTAD
	Embarazo y parto	Vivirlo intensamente, sentir la vida que se lleva dentro, vivenciar el parto.	Armonía, tranquilidad. Vínculo afectivo con el bebé gestado.		
	Primer año	lactancia	" "	" "	
	1 a 3 años. Imitación en el hogar	Comienzo del caminar, hablar, pensar.	Ambiente equilibrado, respeto, no hiperestimular		
	3 a 5 años Ingreso escuela infantil	No memorizar. Desarrollo de la voluntad.	Comienzo de la etapa de socialización. Juego libre, arte, armonía, ritmo.	Cuentos de hadas alimento anímico.	
	5 a 7 años Escuela infantil	" "	Fundamentos psicológicos. de la personalidad	" "	
SEGUNDO SEPTENIO (de 7 a 14 años). Nacimiento C. vital	7 a 9 años. Escolarización	Madurez del cerebro, mayor proporción física	Comienza con el uso de la memorización progresivamente	Cuentos de hadas alimento anímico.	VITALIDAD
	9 a 12 años	Mayor conciencia de la vida y sus actos.	Descenso progresivo de la imaginación.	Fábulas (8), Leyendas (9), Mitología (10), como alimento anímico.	
	12 a 14 años. Preadolescencia	Comienza a interesarse por los acontecimientos de la vida.	Racionalización, comienza a querer saber las causas.	Historia de las Religiones.	

				EMOCIONES
TERCER SEPTENIO (de 14 a 21 años) Nacimiento C. Astral	14 a 18 años. Adolescencia	Madurez sexual, cambio hormonal. Rasgos sexuales definidos. Timidez.	Comienzo de la rebeldía. Búsqueda de identidad. Deseo de ser adulto. Transmitirles confianza.	Historia de la Filosofía.
	18 a 21 años. (21 años) Nacimiento Cuerpo Mental.	Cimientos afectivos y emocionales. Entrada en el mundo adulto.	Apaciguamiento y adaptación progresivo.	Búsqueda del camino en la vida. Vocación.

EPÍLOGO Y CONCLUSIONES

Llegamos al final de este libro y esperamos que te inspirase, que te sirviese cuando menos para ser más consciente de lo que la maternidad y la paternidad significan.

Si tuviéramos que resumir en pocos consejos el contenido de este libro, cosa difícil, podríamos hacerlo diciendo que lo más importante es: prepararse antes de la concepción, sabiendo que seréis una puerta para la vida física; concebir conscientemente al ser que viene; vivir un embarazo consciente y tranquilo, con la normalidad de la vida sencilla; parir de la manera más natural posible; darle una educación equilibrada, respetando el primer septenio del niño, no haciéndole memorizar. Y de todos los consejos, los tres primeros son los más importantes. Pero nada de esto serviría sin AMOR, amor en la pareja, amor por la vida, amor por tus hijos, nacidos o no; sin este elemento, todo lo demás sobra.

Ojalá se creen centros donde las embarazadas puedan realizar estos y otros ejercicios. Lugares rodeados de belleza, armonía, serenidad, tranquilidad, música agradable. Donde se rinda culto a todas las madres dándoles la oportunidad de vivenciar su gestación. Eso ayudaría a crear un mundo más armónico, más pacífico y evolucionado. Pero eso no ocurrirá hasta que las madres no se movilicen y se reúnan por iniciativa propia. Las madres experimentadas pueden guiar a las gestantes en las prácticas y exponer la experiencia de su maternidad. Estos mismos lugares podrían ser también casas de partos, donde se pueda alumbrar en las condiciones más óptimas para la mamá y el bebé.

Te invito, pues, a que de lo leído en esta humilde obra hagas realidad lo que desees, lo hagas siendo tú la protagonista, la que dirige el timón de tu vida y engendres seres cuyos horizontes vitales se plasmen en un futuro esperanzador. Un futuro donde se pueda rectificar lo que en estas generaciones hemos destrozado.

Si desea ponerse en contacto con el autor para consultar cualquier cuestión relacionada con este libro puede dirigirse a:

zeraustador@gmail.com

BIBLIOGRAFÍA

Ahora se expondrá una lista de obras que amplifican o profundizan lo que se ha expuesto en este libro. En algunos hay recomendaciones especiales, lo cual significará que en un libro que merece la pena adquirir. Algunos aparecen en varias secciones, debido a abarcan distintos temas.

SOBRE ESPIRITUALIDAD Y ESOTERISMO:

Iniciación al Esoterismo - Círculo de estudios iniciáticos - Ed. Createepace (Amazon). Una buena forma de acceder al saber esotérico, de forma teórico-práctica, sin necesidad de hacerse miembro de ninguna organización. Muy interesante

Pájaros Azules – David W. Frasure - Ed. Luis Cárcamo. Un bello cuento que nos introduce en la reencarnación, el karma, la sanación, el sentido de la existencia...

Psicología de la posible evolución del hombre – Ouspensky. – Ed. Ghanesa. Introducción a la psicología del cuarto camino.

Gnosis, Cristianismo esotérico, Tres tomos – Boris Mouravieff. – Ed. C.S. Una obra centrada en el desarrollo profundo del ser humano, desde el método del Cuarto Camino. En el tercer tomo nos habla además de la concepción de almas evolucionadas.

SEXUALIDAD ESPIRITUAL Y CONCEPCIÓN SAGRADA:

La filosofía esotérica del sexo y el matrimonio – Dion Fortune – Ed. Equipo Difusor del Libro. Desde la visión oculta, esta gran esoterista y maga nos habla de la naturaleza de la relación sexual, la búsqueda de la unión ideal y la concepción sagrada. Muy interesante.

Tantra, culto a lo femenino - Andre V. L. – Ed Urano. Este libro expone historia, filosofía y objetivos del Tantra, además de cómo llevarlo a la práctica. Muy interesante.

Pedagogía rosacruz – Victor Cross – Ed. Createspace (Amazon). Este libro recoge con detalle, las enseñanzas rosacruces sobre la evolución psico-espiritual del menor, así como las pautas concretas sobre la educación desde la perspectiva integral de la ciencia esotérica. Recomendable.

La energía sexual o el dragón alado – Omraan Mikhaël Aïvanhov. - Ed. Prosveta. El poder del sexo y la energía con la que trabaja, la de la creación. Muy inspirador.

La energía sexual según el ocultismo: El proceso de la creación - Franz Hartmann – Ed. Humanitas. Consejos de lo que hay que evitar si se desean traer hijos sanos a este mundo.

La magia del sexo – Charles Waldemar – Ediciones Emocer. Los misterios del tantrismo, la concepción sagrada, y la influencia que puede recibir la madre gestante.

Dando La Bienvenida al Alma del Niño – Jill E. Hopkins – Ed. Kier. Una buena guía para futuras madres de cómo atraer un alma afín a este mundo, enseña los rituales y tradiciones de distintas culturas. Muy interesante.

Concebir un hijo. Un camino de transformación y de creación. Historias reales de concepción consciente -Ángela Boto - Ed. La esfera de los libros. Concebir un ser humano es, quizá, el proyecto creativo más apasionante y hermoso. Y no sólo porque se abre una puerta a una nueva vida, sino porque supone un auténtico camino iniciático para los futuros padres; un camino de transformación y de descubrimiento. Sexualidad sagrada, paternidad consciente, nueva masculinidad... y muchos otros temas que la autora recoge en este estupendo libro.

CONCEPCIÓN Y PLANIFICACIÓN NATURAL:

La salud de los niños por la higiene natural - Dr. Eduardo Alfonso - Ed. Mandala. Consejos sobre alimentación natural, conducta... Que van desde la preparación a la maternidad, concepción, embarazo, parto y educación del niño. Interesante.

Fertilidad natural - Helen Caton - Ed. Integral. Consejos prácticos y naturales para mejorar la fertilidad de la pareja, con el objetivo de concebir. Recomendable.

Amor y sexo - Dra. Suzane Parenteau-Carreau - Ed. Integral. Un repaso por todos los métodos anticonceptivos.

Fertilidad natural. Método naturista de fertilidad Shantivir - Virginia Ruipérez González - Ed. La Casita de Paz. Si hubiera que decidirse por un libro sobre este tema, sin duda sería el de Virginia Ruipérez. Toca todos los tópicos, con gran profesionalidad, y abarcando los problemas que la mujer y el hombre se encuentran hoy en día en este sentido. Muy recomendable.

PARA SABER QUÉ OCURRE DURANTE EL EMBARAZO:

El Milagro del Nacimiento – Geoffrey Hodson - Ed. Orión (México). En su calidad de vidente y Teósofo, el autor expone sus apreciaciones, cómo se formar los cuerpos internos, etc.

Homeopatía prenatal y los niños del futuro – Jenny Jordan Desgain. - Ed. Miraguano.

La vida secreta del niño antes de nacer – Thomas Verny y John Kelly - Ed. Urano. El primer libro que expone la realidad científica de la vida prenatal, con varios casos reveladores.

La educación prenatal Natural - Marie-Andrée Bertin – Ed. Mandala. Esta obra es una esperanza para el niño por nacer, la familia y la sociedad. La autora es presidenta de la federación mundial de asociaciones de educación prenatal.

Nacimiento e infancia - Wilhelm Zur Linden – Ed. Rudolf Steiner. Este libro expone una serie de consejos muy interesantes desde el ámbito de la Antroposofía.

La música para el niño por nacer. Los comienzos de la conducta musical - Ruth Fridman - Ed. Amarú. Un ensayo interesante sobre cómo impacta la música durante la gestación, y cómo la escucha musical va preparando al futuro ser a cómo abordará el mundo de la música.

El futuro bebé. Arte y ciencia de ser padres - Dr. Thomas R. Verny y Pamerla Waintraub - Ed. Urano. Todo sobre los recientes descubrimientos de psicología prenatal. Muy buen libro.

PARA PRACTICAR EJERCICIOS QUE HACEN VIVENCIAR EL EMBARAZO Y COMUNICARSE CON EL SER POR NACER:

El vínculo afectivo con el niño que va a nacer - Thomas Verny y Pamela Weintraub - Ed. Urano. Comprende una serie de prácticas de meditación, relajación, visualización..., para cada semana de embarazo. Muy interesante.

El futuro se decide antes de nacer. La terapia de la vida intrauterina - Claude Imbert - Ed. Desclée de Brouver. Ahonda en la psicología prenatal, de cómo el entorno influye en el feto, y sobre todo cómo esta etapa cimienta muchos de los elementos de su posterior desarrollo psicológico. Todo ello, desde una perspectiva de la psicología profunda de la sofrología. Muy interesante.

El embarazo musical – Gabriel Federico - Ed. Kier. ¿Qué oye el bebé antes de nacer? ¿Qué es el vínculo prenatal? Después que nace, ¿qué pasa con el bebé que recibió constantes estímulos musicales? En este libro encontrará las respuestas y podrá descubrir y entender mucho más acerca del maravilloso mundo de la vida intrauterina.

Una educación que comienza antes del nacimiento - Omraan Mikhaël Aïvanhov. - Ed. Prosveta. Interesante exposición sobre cómo deben los padres comportarse, pues sus hábitos son transmitidos al niño desde el embarazo. Muy interesante.

Meditaciones para realizar durante el embarazo - Gabriella A. Ferrari - Ed. Oniro. Una obra realmente bella, llena de amor. Realiza un maravilloso repaso desde la preparación, concepción, embarazo y parto. Da mucha luz e inspiración, además de unas bellas meditaciones para cada mes. Muy interesante.

Embarazo en forma – Sylvia K. Olkin – Ed. Medicci. Ejercicios físicos para mejorar el estado de la mujer en cinta.

Dando la bienvenida al alma del niño – Jill E. Hopkins – Ed. Kier. Un texto muy bello que ayuda a comprender la dimensión espiritual de la maternidad.

Cultura prenatal – Swinburne Clymer – Varias Ediciones.

SOBRE EL PARTO:

La revolución del nacimiento – Isabel Fernández del Castillo – Ed. Gránica - Muy interesante. Habla con claridad de las ventajas del parto natural. Además de los derechos de la madre.

Nacimiento renacido – Michel Odent - Ed. Errepar. Una obra inspirada e inspiradora, llena de poesía que transmite a la madre la necesidad de vivir en plena consciencia el parto.

Nacimiento sin violencia - Dr. Frederick Le Boyer, Varias Ediciones. Un clásico del parto natural, muy bueno y argumentador. Recomendable para aquellas madres que deseen este tipo de parto.

LACTANCIA MATERNA:

Cómo amamantar a tu bebé - Sheila Kitzinger - Editorial Interamericana.

El arte femenino de amamantar - Liga Internacional de la Leche. Edit. Diana, S.A.

Dar el pecho es lo mejor, Guía práctica de lactancia natural - Mary Renfrew.- Ediciones Tikal.

EDUCACIÓN:

Los niños y jóvenes del tercer milenio. Guía práctica para padres y educadores. Carlos Espinosa Manso, Walter Maverino y Noemí Paymal. - Ed. Sirio - Un extenso trabajo que profundiza en lo que el título indica. Muy buen libro.

Juguetes hechos por los padres – Freva Jaffe. - Ed. Rudolf Steiner. Nada mejor que los niños y niñas jueguen con juguetes elaborados por sus padres y que además estos sirvan para fomentar su imaginación.

La salud de los niños por la higiene natural - Dr. Eduardo Alfonso - Ed. Mandala. Consejos sobre alimentación natural, conducta... Que abarcan desde la preparación a la maternidad, concepción, embarazo, parto y educación del niño, desde la óptica física y espiritual. Un libro muy útil y recomendable.

Pedagogía rosacruz – Victor Cross – Ed. Createspace (Amazon). Este libro recoge con detalle, las enseñanzas rosacruces sobre la evolución psico-espiritual del menor, así como las pautas concretas sobre la educación desde la perspectiva integral de la ciencia rosacruz. Muy recomendable.

El despertar espiritual del niño – Peggy J. Jenkins – Ed. Robin Book. Cincuenta actividades sencillas y didácticas que los padres y educadores pueden transmitir a los niños en muy poco tiempo.

El primer septenio - Varios Autores – Editorial Antroposófica. Todos los temas relacionados con la educación en los siete primeros años de vida. Lo interesante es que engloba lo mejor de muchos autores dedicados a la pedagogía Waldorf.

El efecto Mozart para niños - Don Campbell - Editado por Urano. Despertar con música y la creatividad y el desarrollo de los más pequeños.

Todos los cuentos de los Hermanos Grimm – Ed. Rudolf Steiner. Indica cuales son adecuados para antes de los siete años. Todo eso con los cuentos originales, no están edulcorados, ni los finales cambiados como en otras publicaciones.

Los niños Índigo - Lee Carroll y Jan Tober - Editado por Obelisco. El primer libro dedicado a este tema. Desde los problemas más comunes de estos pequeños hasta su vertiente espiritual.

Los niños Cristal - Maribel Romero Curtis - Editado por Saga. Nos habla de estos nuevos niños, más sensibles y espirituales.

Los niños de ahora - Meg Blackburn Losey - Ed. Obelisco. Ahonda en la oleada de nuevos niños que empiezan a nacer en nuestro mundo. Contiene testimonios interesantes. Recomendable.

El mensaje oculto de los Astros – Francisco Nieto Vidal - Edición digital gratuita. Manual de Astrología.

Enséñame a hacerlo sin tu ayuda - Maja Pitamic - Ed. Gaia. Un buen montón de actividades sencillas para el desarrollo de la percepción sensorial, la coordinación, el lenguaje, contar y el interés por la ciencia, todo ello desde la perspectiva de la pedagogía Montessori... Muy recomendable.

Cómo obtener los mejor de tus hijos - Tim Seldin - Ed. Grijalbo. Escrito por el presidente de la Fundación Montessori, presenta juegos y juguetes, y sobre todo estrategias, para que los menores aprendan por sí mismos, ganando autonomía y autoridad. Todo desde esta pedagogía, y pensado para actividades hasta los 6 años. Ideal para educadores, y también para padres y madres, que deseen encontrar un buen arsenal de actividades. Muy recomendable.

OTROS TÍTULOS PUBLICADOS

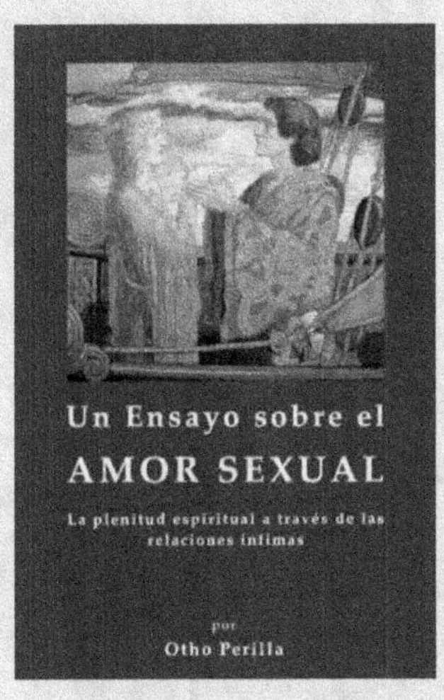

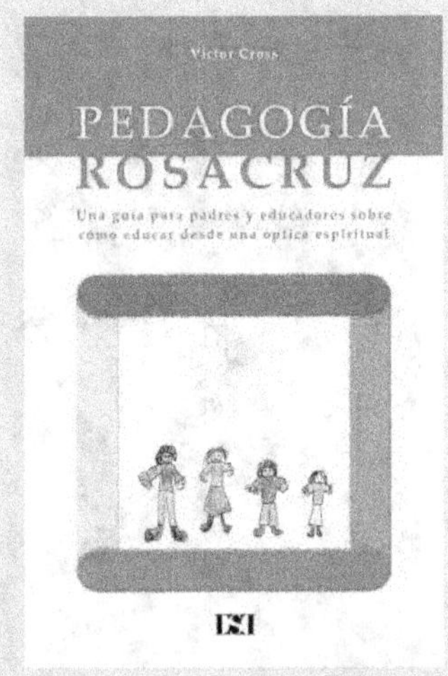

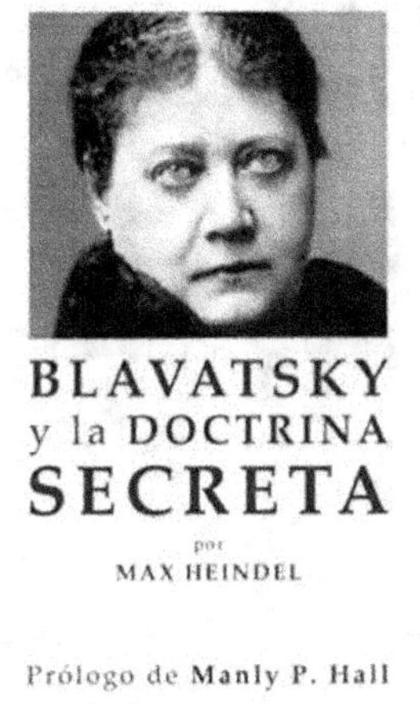

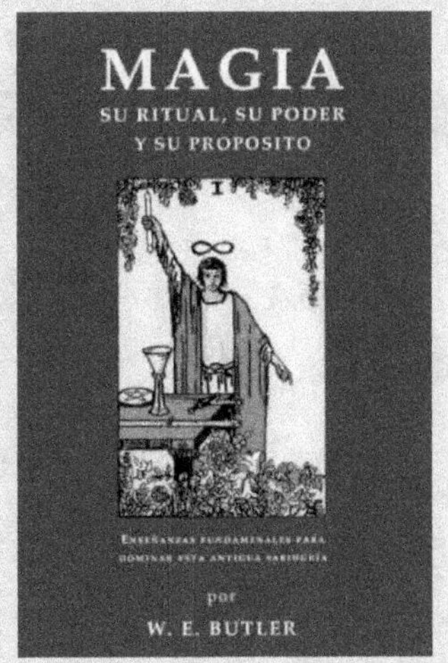

Visita: dsdeditions.blogspot.com.es

OTROS TÍTULOS PUBLICADOS

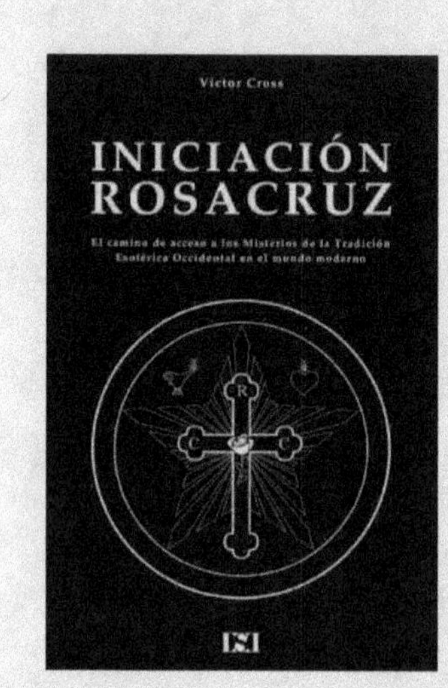

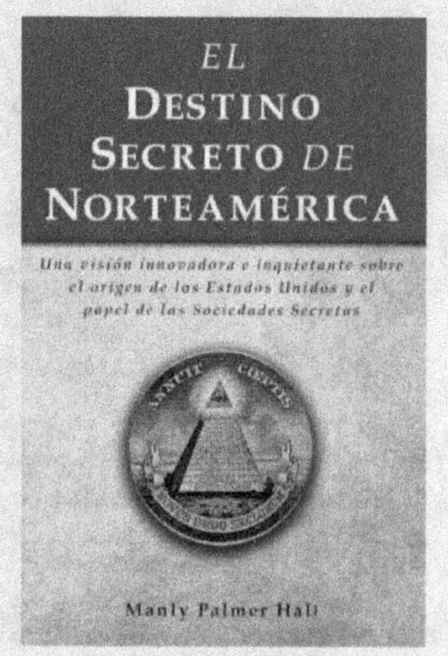

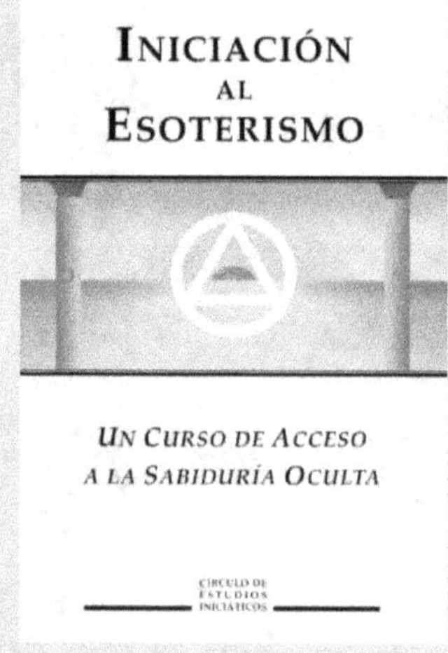

Visita: dsdeditions.blogspot.com.es